Bernt-Dieter Huismans

Formularsammlung und Diskussionsbeitrag zu Diagnostik und Therapie bei Patienten mit chronischer Lyme-Borreliose und Koinfektionen

Kosten, Anamnese, Befunderhebung, Diagnose, Therapie

GRIN Verlag

Bibliografische Information der Deutschen Nationalbibliothek:

Die Deutsche Bibliothek verzeichnet diese Publikation in der Deutschen Nationalbibliografie; detaillierte bibliografische Daten sind im Internet über http://dnb.d-nb.de/ abrufbar.

Impressum:

Druck und Bindung: Books on Demand GmbH, Norderstedt Germany
ISBN: 978-3-640-26706-4

Dieses Buch bei GRIN:

http://www.grin.com/de/e-book/122218/formularsammlung-und-diskussionsbeitrag-zu-diagnostik-und-therapie-bei

Formularsammlung und Diskussionsbeitrag zu Diagnostik und Therapie bei Patienten mit chronischer Lyme - Borreliose und Koinfektionen

Kosten, Anamnese, Befunderhebung, Diagnose, Therapie

von

Dr. med. Bernt - Dieter Huismans, Internist, Umweltmedizin

02.02.2009

Abstract

Die Diagnose einer persistierenden bzw. chronisch verlaufenden oder späten Lyme - Borreliose - im Folgenden chronische Borreliose genannt - ist umstritten. Der Beitrag ist eine Formularsammlung für Ärzte, die Patienten mit Borreliose und Koinfektionen behandeln. Die Formularsammlung ist praxiserprobt, steht aber zur Diskussion. Jeder Arzt wird seine eigene Organisationsform finden müssen. Es werden Abrechnungsstrukturen und Handlungsanweisungen aufgezeigt. Die Abrechnungsstrukturen dienen der Wirtschaftlichkeit der Praxis. Die Handlungs- Anweisungen dienen der Dokumentation und der Rechtfertigung des ärztlichen Handelns. Die Anweisungen haben das Ziel, eine spätere Aufarbeitung der Daten zu erleichtern.

Inhaltsverzeichnis

Abstract .... **II**

Inhaltsverzeichnis, Abbildungsverzeichnis, Tabellenverzeichnis .... **III**

1 Einleitung **5**

2 Kosten **7**

2.1 Regel - Leistungsverzeichnis nach GOÄ 8

2.1.1 Leistungsverzeichnis bei gesetzlich Versicherten (optional) 11

3 Anamnese **13**

3.1 Patientenfragebögen 14

3.1.1 Anamneseerhebung 16

4 Befund **17**

4.1 Befunderhebung 18

4.1.1 Organdiagnosen und Koinfektionen 20

5 Diagnose **22**

5.1 Vorläufige Berichterstattung an den weiterbehandelnden Arzt 23

5.1.1 Arztbrief 24

6 Therapie **26**

6.1 Ernährungstherapie 27

6.1.1 Ergänzende Medikamente und Hausmittel 28

6.1.1.1 Ordnungstherapie 29

6.1.1.2 Standardtherapie 30

7 Diskussion **43**

Literaturverzeichnis **44**

Monographien **44**

Zeitschriftenartikel **46**

Internetquellen **50**

Adressen, Nutzung, Haftung, Motivierung, Dank **52**

Abbildungsverzeichnis

Abbildung 1: Organdiagnosen 20

Abbildung 2: Koinfektionen 20

Abbildung 3: Verlaufsdokumentationsliste 41

Tabellenverzeichnis

Tabelle 1: Leistungsverzeichnis ärztliche Leistungen nach GOÄ 8

Tabelle 2: Leistungsverzeichnis Labor nach GOÄ 9

Tabelle 3: Leistungsübersicht Notfallbesuche nach GOÄ 10

Tabelle 4: Leistungsverzeichnis bei gesetzlich Versicherten (optional) 11

Tabelle 5: Leistungsverzeichnis Laboruntersuchungen durch den Hausarzt ... 12

Tabelle 6: Patientenfragebogen Symptomliste 14

Tabelle 7: Patientenfragebogen Fremdbefunde 15

Tabelle 8: Vordruck Anamnese 16

Tabelle 9: Vordruck Befunderhebung 18

Tabelle 10: Übersichtstabelle Koinfektion – Screening 21

Tabelle 11: Übersichtstabelle ergänzende Medikamente und Hausmittel 28

Tabelle 12: Übersichtstabelle zu den wichtigsten Therapierisiken 36

1 Einleitung

Arztpraxen für Patienten, die an chronisch verlaufenden Infektionskrankheiten leiden, brauchen neben der räumlichen, personellen und der hygienischen Organisation auch eine feste Strukturierung durch Formulare.

Formulare können die Arbeitsabläufe und die spätere Aufarbeitung der Behandlungsdaten erleichtern. Sie sind ein Dokument und dienen der Handlungs-Rechtfertigung.

Der Begriff chronische Borreliose ist derzeit umstritten [1-12]. Die Deutsche Gesellschaft für Neurologie (DGN) [6] verwendet den Begriff „chronische Borreliose" nicht und bezeichnet dies als eine durch die Medien aufgebauschte „Scheinerkrankung" und spricht von einer „vermeintlichen chronischen Lyme-Borreliose mit unspezifischen Beschwerden", ähnliches schreibt die EUROPEAN UNION CONCERTED ACTION ON LYME BORRELIOSIS (EUCALB) [5] und die SSI [11]. Von der American Academy of Neurology (AAN) [4] und der Infectious Disease Society of America (IDSA) [1] werden unspezifische Beschwerden nach einer „adaequat" antibiotisch behandelten Borreliose unter dem Begriff „Post Lyme Syndrom" zusammengefasst, das keiner weiteren antibiotischen Behandlung bedürfe. Borrelien - DNA - Nachweise mittels PCR und der Borrelien - Nachweis mittels Erregerkultur gelten bei der IDSA [1, 2] und der DGN [6] wegen möglicher Verunreinigungen als unsicher. Koinfekte [13-17] bleiben unbeachtet.

Gegenargumente kommen von anderen Ärzten mit Praxis - Erfahrung, von der International Lyme Disease Society (ILADS) [7], der Deutschen Borreliose - Gesellschaft (DBG) [9], Medrid [10] u.a. [8, 12, 15-17] über

1. Anamnese (S. 13)
2. Befund (S. 17)
3. Diagnose, Differenzialdiagnosen (S. 22)
4. medizinisch technische Befunde (Serologie, LTT, Elispot, PCR, Kultur, Histologie, Immunologie, bildgebende Verfahren) (S. 9, 12)

Routine ist z.Zt. die Borrelien – Serologie mit 2 Testverfahren, dem unempfindlicheren Elisa-Test und dem Immunoblot (Westernblot). Die Tests sind nicht standardisiert und die spezifischen Banden 31 und 34 (OspA und OspB) wurden für die Diagnostik nicht empfohlen. Die Tests ergänzen einander [3, 9, 15-17]. Die Sensitivität beider Testverfahren zusammen beträgt 70 bis 80% [15-17, 19-21, 87] d.h. bei mindestens 20 % der an Borreliose erkrankten ist die Borrelien - Serologie auch in späten Krankheitsstadien unauffällig.

Anerkannt und beweisend für eine Borreliose sind z.Zt. ausschließlich:

1. **Erythema migrans** (Frühphase oder Krankheitsrezidiv)
2. **ACA** (Acrodermatitis chronica atrophicans), (Spätphase)
3. **akute Neuroborreliose mit Liquorbefund** * [69, 85]
4. **Borrelien-DNA mittels PCR** (Polymerase Chain Reaction) [15, 20, 21]
5. **Borrelien-Nachweis mittels Erregerkultur** [18, 20].

PCR-Nachweis und Erregerkultur, - möglichst aus Hautbiopsat - sollten zusammen mit Histologie und Immunfluoreszenzmikroskopie veranlasst werden. Ein routinemäßiger Nachweis von intrazellulären Dauerformen [22-45] und intrazellulärer Filamente [88] ist z.Zt. nicht möglich [17,44].

Die Beurteilung der Immunsituation [47-59] der Beteiligten über genetisch geprägte **Strukturstabilisatoren** wird immer deutlicher zur Basis einer zukünftigen Therapie, z.B. CD3-/CD57+ [51], HLA-Haupt-Histokompatibilitäts-Allele [52], Vit. D Rezeptor- [53], TNF (Tumor Nekrose Faktor)- Polymorphismus [54], Gammaglobuline [12], Spermin [31], Vimentin [56], Chaperon (HSP, Hitzeschock Protein) [57], Quorum sensing [55], Faktor H [58] etc..

Säuglinge, Kinder, Schwangere, alte und multimorbide Menschen bereiten - zumal wenn sie an zusätzlichen Organkrankheiten oder Infekten (S.15 u. 20) leiden bei der Diagnostik und der Therapie (S.36) zusätzliche Probleme.

*** Liquor bei Neuroborreliose: Aussehen klar, Zellzahl/Mikroliter 50-500, Zellbild Mononukleär, Eiweiß (mg/dl) >100, Glucose (L/S) >0,5, Laktat (mmol/l) <3,5, akut: IgM>>IgG/IgA, chron.: IgG/IgA>>IgM, oliklonale Banden, Borrelienspez. AK-Index >2 [69, 85]**

2 Kosten

Privatärzte oder Krankenhausärzte mit Privatliquidationsrecht rechnen die erbrachten Leistungen - unabhängig vom tatsächlichen Versichertenstatus des Patienten - gemäß § 257 Abs.2a SGB V nach § 5b der **amtlichen Gebührenordnung für Ärzte (GOÄ)** ab.

Bei dieser Gebührenordnung kann bei den vom Arzt persönlich erbrachten Leistungen ein Einfachsatz gesteigert werden. Der Einfachsatz ist i.d.R. nicht kostendeckend.

Technische Leistungen haben demgegenüber feste Steigerungssätze.

Basistarif ist bei ärztlichen Leistungen das 1,8 fache des Einfachsatzes der GOÄ [60].

Normal ist das 2,3 fache des Einfachsatzes.

Mit schriftlicher Begründung kann ohne vorherige Absprache mit dem Patienten auch auf das 3,5 fache gesteigert werden.

Höhere Steigerungszahlen müssen vorher mit dem Patienten schriftlich ausgehandelt werden.

Erst Stundensätze von 80,- € vor Kosten, Abgaben und Steuern sind betriebswirtschaftlich vertretbar.

Finanz - Überschüsse der Praxis könnten einem **Patienten - Sozialfonds der Praxis** zugeführt werden, um behandlungsbedürftigen Patienten, die nicht zahlen können, zu helfen.

2.1 Leistungsverzeichnis nach GOÄ (amtliche Gebührenordnung f. Ärzte)

Leistungsbezeichnung	GOÄ-Nr.	Faktor	Betrag €
Ausführliches Erst – Gespräch			
Symptomliste wird dem Patienten zugesendet	-	-	-
Erstanamnese mindestens 60 Minuten	A30	2,3 – 3,5	120,66 – 183,61
Beratung, Anwesenheit von Angehörigen bei d. Besprechungsterminen	4	2,3	29,49
Ganzkörperstatus und **Befundbericht**	8	2,3	34,87
Kurzbericht z.B. an den Hausarzt	70	2,3	5,36
Blutentnahme	250(+ Labor)	2,3	4,19
Laborauftragskatalog wird dem Patienten mitgegeben	-	-	-
(Nasen-) Abstrich z. Nachweis von antibiotikaresistenten Bakterien	298 (+ Labor)	2,3	5,36
AUSFÜHRLICHES ERSTGESPRÄCH nach Aufwand	**ohne Therapieplan**	**SUMME:**	**165 €** bis **263 €**
FREMDLABOR nach Aufwand			**300 €** bis **900 €**
Ausführliches Zweit – Gespräch oder Folge – Gespräche			
Symptomkatalog soll vom Patienten ausgefüllt werden	-	-	-
Folgeanamnese mindestens 30 Minuten	A31	2,3 – 3,5	60,33 – 91,81
Therapieplan	A78	2,3	24,13
Symptombezogene Untersuchung	5	2,3	10,72
Blutentnahme	250(+ Labor)	2,3	4,19
Laborbericht	-	-	
Arztbrief (Porto extra, Kopie: 0,50 Cent / Seite)	75	2,3	17,43
FOLGEGESPRÄCHE nach Aufwand	**mit Therapieplan**	**SUMME:**	**117 €** bis **148 €**
FREMDLABOR nach Absprache bei Bedarf und nach Aufwand			**150 €** bis **500 €**
Sonstiges			
Fremdkörperentfernung (z.B. Zecke)	2009	2,3	13,41
EKG	651	2,3	26,55
Beratungen und Kurz – Gespräche			
Kurze Information, auch telefonisch	1	2,3	10,72
Therapeutisches Gespräch bis 10 Minuten	804	2,3	20,10
Beratung mindestens 10 Minuten	3	2,3	20,10
Verbale Intervention mindestens 20 Minuten	A849	2,3	30,84
Eingehende Erörterung einer Krankheit 20 Minuten	34	2,3 – 3,5	40,23 - 60,22
ORIENTIERENDES ERSTGESPRÄCH, BERATUNGSLEISTUNGEN	**n. Aufwand**	**ca.**	**10 €** bis **60 €**
HAUSBESUCH nur im Umkreis von 25 km im Notfall, nach Aufwand			**80 €** bis **165 €**
Diätberatung 20 Minuten	33	2,3	40,23
Schriftlicher Diätplan	76	2,3	9,38
Beratung eines Kollegen für jeden Arzt einzeln	60	2,3	16,10

Tabelle 1: Leistungsverzeichnis ärztliche Leistungen nach der amtlichen Gebührenordnung für Ärzte (GOÄ). (CC) Dr. Bernt-Dieter Huismans 2009

Laborleistungen (Auswahl)

	Leistungsbezeichnung	GOÄ-Nr.	Faktor	Betrag €
	Borrelien ElispotLTT-Test	3694		141,44
	Borrelien IgG EIA			23,46
	Borrelien IgM EIA			23,46
	Borrelien IgG Blot	4286		53,62
	Borrelien IgM Blot	4286		53,62
	Th1/Th2 Balance			
	CD3-/CD57+-Test	3696		43,57
	Histologie und Borrelien DNA mittels PCR			
	Ehrlichien ElispotLTT-Test			65,02
	Ehrlichien IgG und IgM – Antikörper			68,38
	Chlamydia pneumoniae/trachomatis ElispotLTT			65,02
	Chlamydia pneumoniae/trachomatis Antik.			46,29
	Mykoplasmen Antikörper			76,42
	Bartonellen und BLO			
	Yersinien IgG und IgA Blot			107,24
	Babesien IgG Antikörper			34,19
	Toxoplasma Antikörper			46,92
	Trichinen Antikörper			
	ANA-Titer			34,19
	Coxsackie Antikörper			47,24
	TPHA-Test			
	ASL – Titer			
	Kontroll – Labor Basis (Blutbild, Gamma Gt, Kreatinin)			
	TSH			
	CRP			13,41
	hsCRP			
	Creatininkinase (CK), LDH, Aldolase			
	Harnsäure, Cyclische Citrullierte Peptide, Rheumafaktor, HLA-B27			
	Homocystein			
	K, Ca, Bo			
	Procalcitonin (PCT)			
	Calcitriol / Calcidiol – Quotient			
	Spermidin			
	Ferritin, Selen, Lithium, Mangan			
	Hepatitis-Serologie			
	Urin Schwermetallscreening (Al, Cd, Pb, Hg, Cu) Kr. und Porphyrine			140,08
	Urin PH, Ery, Leucos			

Tabelle 2: Leistungsverzeichnis Labor nach der amtlichen Gebührenordnung für Ärzte (GOÄ). Fehlende GOÄ- Nummern, Faktoren und Preise müssen vom Anwender ergänzt werden.

Notfall - Hausbesuche im Umkreis bis 25 km

50	Besuch		42,90 €
51	Mitbesuch	14,57 €	33,52 €
7	Organsystem - Untersuchung, Brust, Bauch		21,45 €
4	Fremdanamnese		29,49 €
BESUCHSZUSCHLÄGE			
A	ZUSCHLAG ausserhalb d. Sprechstunde	4,08 €	
B	ZUSCHLAG ausserhalb d. Sprechstunde 20-22, 6-8 Uhr	10,49 €	
C	ZUSCHLAG ausserhalb d. Sprechstunde 22-6 Uhr	18,65 €	
D	ZUSCHLAG ausserhalb d. Sprechstunde Sa, So, Feiert.	12,82 €	
K1	ZUSCHLAG ausserhalb d. Sprechstunde Kind bis 4 Jahre	6,99 €	
7702	Km bis 2	4,00 €	
8802	Km bis 2, 20 - 8 Uhr	7,00 €	
7705	Km 2 - 5	6,00 €	
8805	Km 2 - 5, 20 - 8 Uhr	10,00 €	
7710	Km 5 -10	10,00 €	
8810	Km 5 -10, 20 - 8 Uhr	15,00 €	
7725	Km 10 - 25	15,00 €	
8825	Km 10 - 25, 20 - 8 Uhr	25,00 €	

Summe pro Besuch **80,00 bis 165,00 €**

Tabelle 3: Leistungsverzeichnis Notfallbesuche nach der amtlichen Gebührenordnung für Ärzte (GOÄ).

2.1.1 Privat - Leistungsverzeichnis für gesetzlich versicherte Patienten

	Leistungsbezeichnung	GOÄ-Nr.	Faktor	Betrag €
	Ausführliches Erst – Gespräch			
	Symptomliste wird dem Patienten zugesendet	-	-	-
	Erstanamnese mindestens 60 Minuten	A30	1,8 – 2,3	94 bis121
	Beratung bzw. Anwesenheit von Angehörigen bei d. Besprechungsterminen	4	1,8	23,08
	Ganzkörperstatus mit **Befundbericht**	8	1,8	27,27
	Kurzbericht z.B. an den Hausarzt	70	1,8	4,19
	Blutentnahme	250(+ Labor)	1,8	4,19
	Laborauftragskatalog wird dem Patienten für seinen Hausarzt mitgegeben	-	-	-
	(Nasen-) Abstrich z. Nachweis von antibiotikaresistenten Bakterien	298 (+ Labor)	1,8	4,19
	AUSFÜHRLICHES ERSTGESPRÄCH nach Aufwand	**ohne Therapieplan**	**SUMME:**	**130 € bis 184 €**
	FREMDLABOR	**nach Aufwand**	**CIRCA PREISE!**	**300 € bis 900 €**
	Ausführliches Zweit – Gespräch oder Folge – Gespräche			
	Symptomkatalog soll vom Patienten ausgefüllt werden	-	-	-
	Folgeanamnese mindestens 30 Minuten	A31	1,8 – 2,3	47 bis 60
	Therapieplan	A78	1,8	18,88
	Symptombezogene Untersuchung	5	1,8	8,39
	Blutentnahme	250(+ Labor)	1,8	4,19
	Laborbericht	-	-	-
	Arztbrief (Porto extra, Kopie: 0,50 Cent / Seite)	75	**2,3**	17,43
	FOLGEGESPRÄCHE nach Aufwand	**mit Therapieplan**	**SUMME:**	**78 € bis 109 €**
	FREMDLABOR nach Absprache bei Bedarf	**nach Aufwand**	**CIRCA PREISE!**	**150 € bis 500 €**
	Sonstiges			
	Fremdkörperentfernung (z.B. Zecke)	2009	1,8	10,49
	EKG	651	1,8	26,55
	Beratungen und Kurz – Gespräche			
	Kurze Information, auch telefonisch	1	1,8	8,39
	Therapeutisches Gespräch bis 10 Minuten	804	1,8	15,73
	Beratung mindestens 10 Minuten	3	**2,3**	20,10
	Verbale Intervention mindestens 20 Minuten	A849	1,8	24,14
	Eingehende Erörterung einer Krankheit 20 Minuten	34	1,8 – 2,3	31 bis 40
	ORIENTIERENDES ERSTGESPRÄCH, BERATUNGSLEISTUNGEN	**nach Aufwand**	**etwa**	**8 € bis 40 €**
	HAUSBESUCH nur im Umkreis von 25 km im Notfall	**nach Aufwand**	**etwa**	**80 € bis 165 €**
	Diätberatung 20 Minuten	33	1,8	31,48
	Schriftlicher Diätplan	76	1,8	7,34
	Beratung eines Kollegen für jeden Arzt einzeln	60	1,8	12,58

Tabelle 4: Leistungsverzeichnis nach der amtlichen Gebührenordnung für Ärzte (GOÄ) bei gesetzlich versicherten Patienten (optional).

Empfohlene Laboruntersuchungen bei Durchführung durch den Hausarzt, Datum:

	Borrelien ElispotLTT-Test
	Borrelien IgG EIA
	Borrelien IgM EIA
	Borrelien IgG Blot
	Borrelien IgM Blot
	Th1/Th2 Balance
	CD3-/CD57+-Test
	Histologie und Borrelien DNA mittels PCR
	Ehrlichien ElispotLTT-Test
	Ehrlichien IgG und IgM – Antikörper
	Chlamydia pneumoniae/trachomatis ElispotLTT
	Chlamydia pneumoniae / trachomatis Antik.
	Mykoplasmen Antikörper
	Bartonellen und Bartonella Like Organism Antikörper
	Yersinien IgG und IgA Blot
	Babesien IgG Antikörper
	Toxoplasma Antikörper
	Trichinen Antikörper
	ANA-Titer
	Coxsackie Antikörper
	TPHA-Test
	ASL – Titer
	Labor (TSH, Blutzucker, SGPT, K, Quick, PTT, Vit.B12, Hs., CK, CRP)
	Kontroll - Labor Basis (Blutbild, Gamma Gt., Kreatinin)
	TSH
	CRP
	hsCRP
	Creatininkinase (CK), LDH, Aldolase
	Harnsäure, Cyclische Citrullierte Peptide (CCP), Rheumafaktor, HLA-B27
	Homocystein
	K, Ca, (Bo)
	Procalcitonin (PCT)
	Calcitriol / Calcidiol –Quotient
	Spermidin
	Ferritin, Selen, Lithium, Mangan, Chrom
	Hepatitis-Serologie
	Urin Schwermetallscreening (Al, Cd, Pb, Hg, Cu) Kr. und Porphyrine
	Urin PH, Ery, Leucos

Tabelle 5: Leistungsverzeichnis Laboruntersuchungen zur Veranlassung über den Hausarzt. Grau unterlegt sind typische Selbstzahlerleistungen.

3 Anamnese

Standardfragen sind: Anlass der Konsultation, Versichertenstatus, Beruf, Arbeitsunfähigkeit, Rente, Rentenverfahren, Suchtverhalten (Rauchen, Alkohol), Vorerkrankungen (Fachärzte, Krankenhäuser), Operationen, Unfälle, Haustiere, Auslandsaufenthalte, Medikamenteneinnahme (auch aus Drogerie und vom Heilpraktiker), Nahrungsergänzungsmittel, Krankheiten in der Familie.

Krankheiten durch Zecken - Stiche sind **Unfälle** (BKV-ÄndV, 2002, Nr. 3102 = von Tieren auf Menschen übertragbare Krankheiten). Der Patient soll die für ihn zuständige Berufsgenossenschaft benachrichtigen.

Bei gesetzlich versicherten Patienten kann der Leistungsaufwand bei Verdacht auf eine meldepflichtige Infektionskrankheit durch den Eintrag einer Zusatzziffer in der Krankenscheindokumentation und bei den Laboruntersuchungsaufträgen aus dem **Behandlungsbudget** herausgenommen werden.

Eine bereits lange dauernde **Arbeitsunfähigkeit** ist existenzbedrohend.

Auffällig ist die familiäre Häufung der Borreliose [52, 61-63]. Eine **sexuelle Übertragung** der Lyme - Borreliose ist nicht bekannt, wohl aber bei einigen Koinfektionen (z.B. Chlamydien und Mykoplasmen). Tierhaltung und zahlreiche Auslandsaufenthalte sind bei den Patienten häufig zu beobachten.

Eine **Therapie bei laufendem Rentenverfahren** hat weniger Aussicht auf Erfolg wenn der Patient nicht auf den Arzt, sondern auf Rente fokussiert ist.

Bei durchgemachten **Operationen** interessiert besonders die Frage nach dem lymphatischen Gewebe (Tonsillen, Appendix), nach hormonell aktiven Organen (Schilddrüse), den Atmungs- und Verdauungsorganen (Nasennebenhöhlen, Zahnstatus), dem Bindegewebsstatus (Knochen, Sehnen-Op., Gelenkersatz) und nach dem Gefäßstatus (Reizleitungs-, Myocard-, Arterien-, Venenfunktion).

Ursache für Unfälle kann auch ein risikoreiches Verhalten sein z.B. durch eine asymptomatisch verlaufende Toxoplasmose.

3.1 Patientenfragebogen

Name, Vorname: ______________________ **Geb. Dat.:** ____________ **DATUM:** __________

Was? (**Zutreffendes** bitte zusätzlich **unterstreichen**!) **Seit wann? zur Zeit?**

	Was?	Seit wann?	zur Zeit?
	Zeckenstich (eventuell auch Insektenstich)		
	Hautrötung am Ort des Stiches		
	Hautrötung woanders, andere Hauterscheinungen		
	Fieber, Gliederschmerzen, extremer Nachtschweiß		
	Geringe Ausdauer, unglaubliche Müdigkeit, Erschöpfung		
	Geschwollene Lymphknoten		
	Starke Gewichtsveränderung, starker Haarausfall		
	Kopfschmerzen, Nackensteife		
	Schmerzen an Muskeln und Sehnen, Knötchenbildung an der Haut		
	Gelenkschmerz, Rücken, Hüften, Knie, Füße, Elle, Hände, Finger		
	Gelenkschwellungen, -Entzündungen, Gelenkerguss, Gelenkzysten		
	Taubheitsgefühl Rücken, Hüften, Knie, Füße, Elle, Hände, Finger		
	Muskelkrämpfe, Muskelzucken		
	Kribbeln, anfallsartig auftretende stechende, brennende Schmerzen		
	Schmerzender Brustkorb, Rippenbogenschmerzen		
	Halsschmerzen, trockener Husten, häufiges Räuspern		
	Luftnot		
	Herzrhythmusstörungen, Blutdruckschwankungen		
	Herzkrankheit		
	Oberbauchbeschwerden, Stuhlgangsunregelmäßigkeiten, Übelkeitsgefühl		
	Sexuelle Funktionsstörungen, Libidostörungen		
	Schmerzen in der Blase, Leistengegend, den Hoden, Harnblaseninkontinenz		
	Menstruationsunregelmäßigkeiten		
	Brustschmerzen, unbegründete Milchproduktion		
	Lähmung von Gesichtsnerven, Kiefer- oder Kiefergelenksschmerz, Zahnschmerzen		
	Lähmung an Armen oder Beinen, Schmerzen		
	Zittern, blitzartige Zuckungen, Tic, Wadenkrämpfe, unruhige Beine		
	Wutausbrüche, Aggressivität, Sprechzwang		
	Gleichgewichtsstörung, Schwindel, Reisekrankheit, Höhenangst, Benommenheit		
	Verwechselung, Verwirrtheit, Denkschwierigkeiten, Konzentrationsprobleme		
	Leseschwierigkeiten		
	Schwierigkeiten beim Sprechen und Schreiben		
	Vergesslichkeit, Desorientiertheit		
	Persönlichkeitsveränderung, Antriebsstörung, Depression, Schlafstörungen		
	Panikattacken, Ohnmachtsanfälle		
	Augen: Entzündung, Trockenheit, Sehstörung, Lichtempfindlichkeit, Schmerzen		
	Nase, Ohren: Riechstörung, Ohrgeräusch, Geräuschempfindlichkeit, Hörsturz		
	Haut: Geschmack, Ekzeme, Allergien, Herpes zoster, Psoriasis, Sklerodermie		
	Blaurote Hautschwellungen, Hautmarmorierung, papierdünne Haut, Besenreiser		
	Weitere Befunde umseitig eintragen (Schlaganfall, TIA, Bindegewebsschwäche)		

Tabelle 6: Symptomliste vor Konsultation und zur Nachuntersuchung nach einem Therapiezyklus.

Name, Vorname: _______________ _______________ **Geb. Dat.:** _______________ **DATUM:** ___________

Wann?, Wo?, Was? Bitte bringen sie zum Termin alle Dokumente zur Einsichtnahme mit. Evtl. lassen Sie auf dieses Formular auch den **ARZTSTEMPEL Ihres Arztes eingeben**.

Hausarzt

Internist, Kardiologe, Gastroenterologe, Nierenarzt, Gynäkologe, Laborarzt, **Krankenhaus**

Orthopäde, Rheumatologe

Neurologe, Nervenarzt, Psychologe, **Neurologisches Krankenhaus**

Augenarzt

Hals-Nasen-Ohren-Arzt

Hautarzt

andere Ärzte oder Heilpraktiker, **Reha-Kliniken, Kureinrichtungen**

Tabelle 7: Fremdbefundeliste, vom Patienten vor der ersten ärztlichen Konsultation auszufüllen. (

3.1.1 Anamneseerhebung

Name, Vorname: ________________________ Geb. Dat.: __________ DATUM: __________

Patient kommt alleine / in Begleitung von:

Beruf

Soziale Situation, Krankenkasse

Grund und Ziel der jetzigen Konsultation

AU: Ja, seit .... / Nein Rentenverfahren läuft: Ja / Nein

Verheiratet, verwitwet, ledig, geschieden, Partnerschaftsverhältnis, Kinder Familienanamnese:

Krankheitsverlauf. Krankenhausaufenthalte und Facharztbesuche mit Diagnosen

Jetzt:

Unverträglichkeiten, **Allergie**, Allergiepass vorhanden? Rauchen, Alkohol, Medikamente, Haustiere

Auslandsaufenthalte

Impfungen, Impfpass vorhanden ? Ja / Nein

Ernährungs- und Schlaf- Anamnese evtl. umseitig

Laktose- / Fruktose – Unverträglichkeit ?

Frühere Anamnese: Krankheiten, Operationen (**Rachenmandeln, Appendix**), Unfälle

Tabelle 8: Vordruck Anamnese durch den Arzt. (CC) Dr. Bernt-Dieter Huismans 2009

4 Befund

Befunderhebungsbogen s.S.18: Angaben über Größe, Gewicht Blutdruck, Pulsfrequenz sind wichtig sowie die Frage nach einem z.Zt. akuten Infekt. Akute Infekte stören die Spezifität der zellulären Immunantwort, z.B. von LTT-Tests.

Noch weitgehend ungeklärt sind etwaige Zusammenhänge zwischen **Organdiagnosen** (S. 20) und chronisch verlaufenden Infektionskrankheiten [15].

Prognostisch wichtig ist die Aktivität von bakteriellen **Koinfektionen** [13-17] z.B. von Mykoplasmen, Chlamydien, Streptokokken, Ehrlichien, Bartonellen, Yersinien, Babesien, Toxoplasmen u.a.m..

Hohe **Antikörpertiter** insbesondere gegen virale Ursachen wie Coxsackie-Virus, Epstein-Barr-,Virus, Herpes Zoster Virus, Parvovirus B19, Zytomegalie-Virus, Herpesvirusarten etc. sind Zeichen einer intakten Infekt – Abwehr ohne dass der Betreffende krank sein muss. Kranksein beginnt erst dann, wenn diese Abwehr überfordert ist und das Immunsystem kollabiert.

Die Handhabung des **Immunstatus** [46-59] ist bei chronischer Borreliose und den Koinfektionen nicht gesichert. (Serum- und Immun- Elektrophorese, IgG, IgM, Th1-Th2- Balance, CD3- CD57+, Spermidin - oder Vimentin -Titer, Hitzeschockproteine (HSP), Toxine [64-68] etc.).

Der **Borrelien-DNA-Nachweis** mittels PCR (Polymerase Chain Reaction) aus Hautbiopsaten - auch aus unauffälligen Hautarealen - sollte gleichzeitig mit der **Erregeranzucht**, der **Histologie** und der **Immunfluoreszenzmikroskopie** durchgeführt werden.

Mit **Liquoruntersuchungen** lässt sich eine chronische Borreliose nicht ausschließen [69].

4.1 Befunderhebung

Name, Vorname: ______________________ **Geb. Dat.:** ____________ **DATUM:** ________

Größe: cm, Gewicht: kg, Gewichtsänderung in den letzten 6 Monaten Nein / Ja (............ kg)
RR re, Arm: RR li. Arm: Puls: /Min. z. Zt. akuter Infekt: Nein / Ja

Inspektion:

Allgemeinzustand (AZ): Ernährungszustand (EZ):
Kopf:
Mundhöhle, Zunge, Tonsillen, Zähne:

Haut (Blässe, Zyanose, Ikterus, Exantheme, Erytheme) Nein / Ja, wo? ....
Akrodermatitis chronica atrophicans - Haut Nein / Ja, wo? .... Morphea Nein / Ja, wo? ....
Lymphknoten (Nacken, Hals, Axilla, Leiste) Nein / Ja, Wo:
Schilddrüse (o.B., vergrößert, hart, weich, Knoten)

Brust und Brustorgane:

Narben Nein / Ja, wo? Mammae unauffällig / nicht untersucht
Herz (Aktion regelmäßig, keine pathologischen Herzgeräusche, Herzgrenzen nicht verbreitert):

Lunge (Atemexkursionen seitengleich, Klopfschall bds. voll, Lungengrenzen verschiebbar,
Atemgeräusch rein (rau, verschärft, abgeschwächt, aufgehoben, Rasseln, Giemen, Reiben),
Vesikuläratmen normal (abgeschwächt, aufgehoben, lauter, verschärft)
Bronchialatmen nicht vorhanden,
Nebengeräusche nicht vorhanden (Rasselgeräusche trocken, feucht, pleuritisches Reibegeräusch)

Abdomen:

Narben Nein / Ja, wo?
Leber nicht vergrößert: Milz nicht tastbar:

Druckschmerz Nein / Ja, wo? Resistenzen tastbar Nein / Ja, wo?: Bruchpforten geschlossen Nein /Ja

Nierenlager o.B. äußeres Genitale unauffällig Rektale Untersuchung nicht gemacht, o.B.

Gefäße:

```
  |
_/|\_
  |
_ / \_
```

Bewegungsapparat:

Gelenke frei beweglich: Ödeme Varizen, Ulcus cruris Nein /Ja, wo?
Wirbelsäulenbeweglichkeit: Finger-Boden-Abstand cm, Klopfschmerz: Nein /Ja, wo?

Neurologische Untersuchung:

Pupillen seitengleich, reagieren prompt auf Licht (L) und Konvergenz (K) Sprechweise – normal:
Sehschärfe – normal: Hörfähigkeit – normal: Riechfähigkeit – normal:

Patellarsehnenreflex rechts normal / links normal:

Achillessehnenreflex rechts normal / links normal:

Babinski – negativ: Romberg – negativ:

Haut - und Tiefensensibilität – bei grober Prüfung intakt:

Diadochokinese:

Ataxie – nicht vorhanden: Tremor – negativ

Grobe Kraft – bds. O.B.: _/|_

|

_ / _

Sonstiges: Stimmung Zuwendung Orientierung Gedächtnis

Appetit Stuhlgang Wasselassen

Depressivitätsskala (Modifiziert nach JI Scheik und JA Yersavage, 1986)

Was?	Ja	Nein
Sind Sie mit Ihrem Leben im Grunde genommen zufrieden?		
Sind Sie die meiste Zeit guter Laune?		
Fühlen Sie sich die meiste Zeit wohl?		
Finden Sie es schön, jetzt zu leben?		
Fühlen Sie sich voller Energie?		
Haben Sie viele Ihrer Interessen und Aktivitäten aufgegeben?		
Haben Sie das Gefühl, Ihr Leben sei unausgefüllt?		
Haben Sie Angst, dass Ihnen etwas zustoßen wird?		
Fühlen Sie sich hilflos?		
Sind Dinge, die sie früher gut bewältigten jetzt für Sie ein Problem?		

orientierende Depressionsziffer (Summe grau unterlegte Kästchen):

Behinderungsstatus

Was?	Ja	Ziffer
Normaler neurologischer Befund		1
Minimale Behinderung		2
Eingeschränkte Gehfähigkeit		3
Gehstrecke bis 500 m		4
Gehstrecke bis 200 m		5
Notwendigkeit einer Gehhilfe		6
Rollstuhl		7
Rollstuhl und Fremdunterstützung bei Lagewechsel		8
Hilfloser, bettlägeriger Patient		9
Ende		10

orientierend Behinderungsziffer:

Tabelle 9: Vordruck Befunderhebung durch den Arzt.

4.1.1 Organdiagnosen und Koinfektionen

Organdiagnosen bei 90 Patienten mit Borreliose und Borrelien - DNA - Nachweis durch PCR aus Haut – Biopsien (2008), Durchschnittsalter 49 Jahre, Durchschnittsdauer der Erkrankung bis zu diesem Nachweis 9 Jahre.

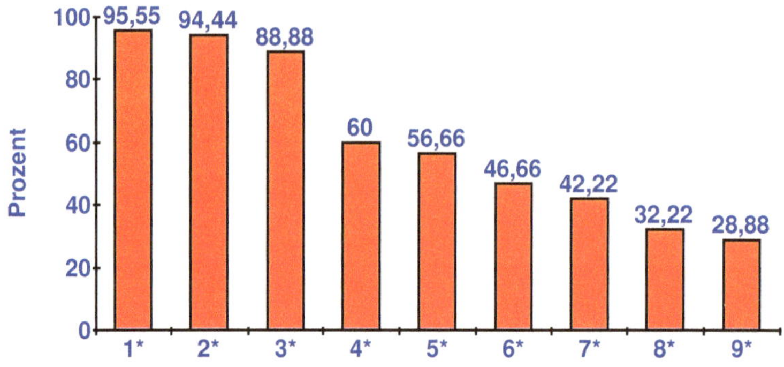

1*. neurologisch-psychiatrisch 96%,
2*. muskulo-skelettal 94%,
3*. Erschöpfung und Schwäche 89%,
4*. gastrointestinale Symptome 60% [9,17],
5*. Augenmanifestationen 57%,
6*. Herzprobleme 47%,
7*. Erythema migrans in der Anamnese 42%,
8*. Hypertonie [illegible],
9*. Schilddrüsen-Erkrankungen 29%.
10. Leberentzündung 20% [18]
11. bösartige Tumore 11%

Abbildung 1: Organdiagnosen [15]

Koinfektionen bei 111 Patienten in einem orthopädischen Zuweisungs – Kollektiv (2005).

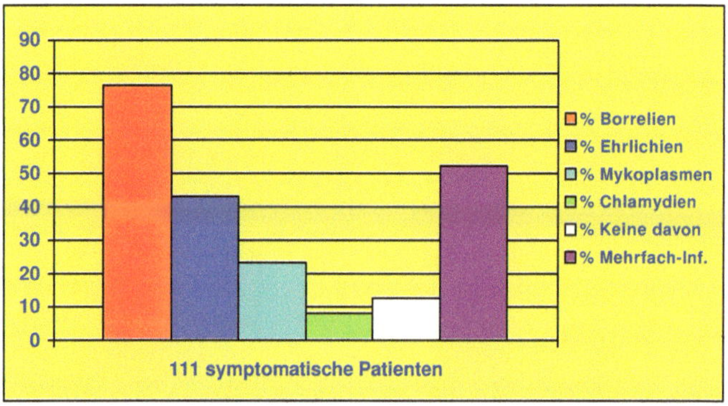

Abbildung 2: Koinfektionen, fragestellungs- und Labor- abhängig (Praxis Dr. Huismans, 2005)

Koinfektionscreening (Besonderheiten, Leitsymptome hervorgehoben)

Symptome	Erreger
Leukopenie, **Thrombocytopenie**, Durchfall, Husten, **Übelkeit, Erbrechen**, **Verwirrtheit,** Hauteinblutungen	Ehrlichien
Blutarmut, **exzessives Schwitzen**, dunkler Urin, Gelbsucht	Babesien
Lymphknotenschwellung, **Hirnentzündung,** punktförmige Hauteinblutungen	Rickettsien
Lymphknotenschwellung, Rachenmandelentzündung, **Übelkeit, Erbrechen, Hautausschlag**	Bartonellen
Lungenentzündung, Verschleimung, Bauchschmerz, **Juckreiz beim Wasserlassen, Sehverschlechterung**	Chlamydien
Bauchschmerz, **Durchfall**, Sehverschlechterung	Yersinien
Husten, **Verwirrtheit**, Brennen beim Wasserlassen	Mykoplasmen
Bauchschmerz, Durchfall, **Herzbeschwerden**, Husten, Leberentzündung, **Lungenentzündung**, Hautausschlag, **Hirnentzündung**, Sehstörungen	Coxsackie Virusarten
Bauchschmerz, Leberentzündung, Gelbsucht, Lymphknotenschwellung, **Rachenmandelentzündung**	Epstein Barr Virus
Juckreiz	Helminten (Würmer)
	Pilze

Tabelle 10: Orientierendes Koinfektions – Screening. (CC) Dr. Bernt-Dieter Huismans 2009

5 Diagnose

Eine Diagnose kommt zu 75% allein durch das **Gespräch mit dem Patienten** zustande [70]. „Sie ist das subjektive Resultat aus Abstraktion und Einfühlung“ [71, 72].

Laborergebnisse (S. 6) und **bildgebende Verfahren** (z.B. Magnetresonanz - Tomographie, MRT des Hirnschädels etc.) können die Diagnose stützen oder sichern.

Der **Arztbrief** wirkt deutlich als ein Qualitätsmerkmal. Er ist ein Dokument und beschließt zwischen Krankenhausarzt, Facharzt und Hausarzt das Konsil.

Der vorläufige Arztbrief sorgt als Zwischenbericht für Aktualität und bessert die Zusammenarbeit.

5.1 Vorläufiger Bericht an den weiter behandelnden Arzt

Anschrift Arzt:

Patient:
Wohnhaft:

Sehr geehrte

Nachfolgend darf ich Ihnen über o.g. Patienten berichten, der sich am bei mir vorstellte.

Vorläufige Diagnosen:

____

____

____

Vorläufige Therapieempfehlung:

____

____

____

Ein entsprechender Diagnose- und Therapieplan wurde mit o.g. Patienten ausführlich besprochen.
Ich bitte um Kontrolle der Serumwerte (Leber, Niere) und des Blutbildes und des EKGs.
Ein Kontrolltermin wurde vereinbart für den

____

Mit freundlichen kollegialen Grüßen
(Datum, Unterschrift)

5.1.1 Der Arztbrief

Anschrift Arzt: Patient:

Wohnhaft:

Sehr geehrte ....

Nachfolgend darf ich Ihnen über o.g. Patienten berichten, der sich am bei mir vorstellte.

Anamnese (subjektiv): (evtl. Überweisungsgrund (Konsultationsmotiv), soziale Verhältnisse (Beruf, AU, seit wann? läuft ein Rentenverfahren?) wesentliche anamnestische Daten, jetzige Beschwerden und evtl. der Umgang des Patienten damit) Allergiepass?, Alkohol, Rauchen, Hobbys, Libido / Potenz, Medikamenteneinnahme

Frühere Anamnese: Operationen (Rachenmandel, Appendix, Schilddrüse, Carotiden, Koronarien, Gelenkersatz, Wirbelsäulenoperationen), Auslandsaufenthalte, Unfälle (z.B. bei Toxoplasmose), Krankheiten (seit der Kindheit)

Familienanamnese (wegen auffälliger familiärer Häufungen)

Befunde (objektiv): (Größe, Gewicht, RR (evtl. an beiden Armen gemessen), körperlicher und seelisch-geistiger Untersuchungsbefund (nur Befunde, die für den Hausarzt von Interesse sind, und die er selbst kontrollieren kann oder die für die Rechtfertigung der Therapieempfehlungen von Bedeutung sind!),

bemerkenswerte physikalische Untersuchungsbefunde nur aufzählen, pathologische Befunde kommentieren und den Original - Befund - Ausdruck separat beifügen (EKG - Befund, Sonographie - Befund, Labor - Befund, Histologie - Befund)

Feststellung (assessment, Urteil) = Diagnosen = das subjektive Resultat aus Abstraktion und Einfühlung (Bürger):
(A: vorläufige Diagnose: Vermutungen offen und klar als solche mitteilen, B: Differentialdiagnose),
C: endgültige Diagnose; D: Fremddiagnosen

Therapieempfehlungen (procedure):
(evtl. Krankheitsverlauf unter bereits erfolgter Behandlung, Ordnungstherapeutische Maßnahmen, Medikamente)

1. referierender Teil (auf diejenigen Anwendungen beschränken, die für den Krankheitsverlauf von Wichtigkeit wären oder waren),
2. Vorschläge für die Weiterbehandlung machen, die in der Praxis auch durchführbar sind und die Vorschläge kommentieren.
3. Mitteilen, dass dies mit dem Patienten eingehend besprochen wurde.

evtl. Beurteilung: (Epikrise, Prognose, Arbeitsfähigkeit, Verhaltensmaßregeln, Orientierung des Patienten über Art der Erkrankung, Kontrolluntersuchungen, Nachbehandlungen) Eine Beurteilung ist aber nicht immer nötig, da der Bericht selbst bereits eine Zusammenfassung ist.

Mit freundlichen Grüßen

[71]

Patientenadresse

Arztadresse Rechnungsersteller

Erklärung des Auftraggebers:

Ich bin mit der privatärztlichen Rechnungserstellung nach der amtlichen Gebührenordnung für Ärzte (GOÄ) einverstanden.

NAME:
ADRESSE:

Unterschrift des Auftraggebers: ______________________________

Gebühren für die privatärztlich durchgeführte ärztliche Leistungen nach GOÄ:

Ort, Datum den ______________

Diagnose: ______________________________

Rechnung

Datum, Leistungsziffer und Legende	Satz	€
Ziffer A30: Erstanamnese	2,3	120,66
Ziffer 8: Ganzkörper – Untersuchung	2,3	34,87
Ziffer 250: Blutentnahme	2,3	4,19

Endsumme:	

Dr. med.

Konto Nr.:

6 Therapie

Maßstab für Diagnostik und Therapie ist die **Symptomatik des Patienten**. Je früher die Therapie beginnt, desto günstiger erscheint die **Prognose** [15-17].

Koinfekte haben bei der Therapie Vorrang (S. 23-29).

Wieso reagiert das **Immunsystem** des Wirtes, dieser sog. „natürliche Sinn für Gefährdung“ [46-59] entweder gar nicht, nicht ausreichend oder überschießend und zerstörerisch? Wie gelingt dem System das Stummschalten von Fremd - Genen und die Fremd - Abwehr von Filamenten [42, 47, 88]? Wie wird die genetische Plastizität reguliert? Nicht die gegenseitige Vernichtung, sondern das Miteinanderleben ist gefragt! Wie gelingt Integration? Um Integration zu erreichen, muss der Wirt* gestärkt (S. 27-29) und der Infektionserreger geschwächt werden (S. 30-35), durch Impfung [68], Milieutherapie (S. 27-29), Antimikrobiotika (S. 30-35) und Biostabilisatoren [31, 55 - 57] etc.

Sexualpartner müssen spez. bei Koinfekten mitbehandelt werden. Auf Therapiebesonderheiten für **Säuglinge, Kinder, Schwangere, Alte und Multimorbide** wird in der vorliegenden Übersichtsarbeit nicht eingegangen.

Die chronische Borreliose und die Koinfektionen sind Systemerkrankungen mit autoimmunem Charakter. Bei **Autoimmunreaktionen** hat der Infektionserreger in seiner Signatur oder gar im Original überlebt [17, 43, 59, 63-68].

Penicilline und Cefalosporine zerstören die Bakterienwand, nicht aber das Bakterium selbst [15, 38, 40, 74]. Sie sollen deshalb kombiniert und nicht als Einzel - Medikament angewendet werden [15, 17, 73, 74]

Alle Therapieempfehlungen bei der Borreliose sind willkürliche Empfehlungen. Die folgenden **Therapieschemata** wurden praxisnah sorgfältig erarbeitet. Auch sie sind nicht validiert. Jeder Arzt muss zusammen mit seinem Patienten eigenverantwortlich entscheiden, ob er sie so anwenden kann und will (s.S.46).

---

* **Der Wirt ist immer die größere der Erscheinungsformen.**

6.1 Ernährungstherapie

Positive Faktoren

Ernährung: sparsam

Fleisch oder Fisch: 1x / Woche

Milch: pasteurisiert, Joghurt

Gemüse: Kohlarten, Sauerkraut, Bohnen, Erbsen, Karotten, Rettich, Kartoffeln

Früchte, Obst: nicht aus der Dose

Gewürze: Knoblauch, Bärlauch, Senf, Kümmel, Pfeffer, Paprika, Kapuzinerkresse

Vorwiegend basenhaltige Nahrungsmittel:

Gemüse

Früchte, Obst

Bohnen, Linsen

Kartoffeln

Wurzelgemüse

Soja

Pilze

Flüssigkeit: z.B. Magnesium – Calcium Hydrogencarbonatsäuerling, mindestens ½ Liter / Tag, bis zu 3 Liter /Tag bei schweren Krankheitsverläufen

Negative Faktoren

Sucht: sparsam

Rauchen

Alkohol

Andere Drogen

Süßstoff und zuckerreiche Ernährung

Vitamine (Übermaß) und Nahrungsergänzungsmittel (Übermaß)

Schlaf weniger als 7 Stunden / Tag

Vorwiegend säurenhaltige Nahrungsmittel (Arachidonsäure; http://fett-falle.de/AATab.html):

Schmalz, Leber, Niere, Fleisch

Brot, Zwieback

Nüsse (Übermaß)

Käse, Quark, Sahne, Fette

Reis geschält

Nudeln

Spezialdiät, z.B. „The Lyme Inflammation Diet®“ [17], evtl. gefolgt von einer entspr. **Schaukeldiät** (1 Woche basenhaltig, die folgende Woche säurenhaltig ernähren)
Kontrollen: Urin pH, Soll: morgens 6.0 bis 7.0, mittags 7.0 bis 8.0, abends 6.0 bis 7.0

6.1.1 Ergänzende Medikamente und Hausmittel (z.B. zur Vor- und Nachbehandlung)

Elektrolyte, Vitamine, Enzyme, Antiphlogistika, Schmerzmittel	Darmschutz, Hautschutz, Antiinfektiva, antiparasitäre Mittel	Sedierer, Antidepressiva, Schweißhemmer, Aktivierer
Elektrolyte	**Darmsanierung, Hautschutz**	**Polyneuropathie**
Oral: Trimagnesiumcitrat,	Laevulose, Milchsäure	Vitamin B12
Calciumtetrahydrat, Kaliumcitrat	Lactobacillus + Bifidobakterium	Pregabalin
Spurenelemente	Milchsäurebakterien	**Polyneuropathie Diabetes**
Jodid (cave Schilddrüsenüberfunktion!)	Milchsäure supp. **lokal vaginal**	Alphaliponsäure
Eisen (cave bei Infektionskrankheiten!)	Mycobakterium phlei F.U 36	Gabapentin
Natriumselenit (nur bei Selenmangel)	Amphotericin B + Nystatin	**Gestörter Schlaf (evt.Endokrinologe)**
Vitamine	E. Coli Stamm Nissle 1917	Johanniskraut / Baldrian Tropfen
Vitamin B12	Extern: Salbei, Eukalyptus, Zimt, Nelke, Fenchel,Anis,Menthol,Thymol,Pfefferminz. Intern: Pfefferminz, Kümmel, Artischocke	Protopin (Mohnkraut)
Enzyme		L-Tryptophan, 5-hydroxytryptophan
Muschelkonzentrat, Vit. C, E, Zn, Se	Clotrimazol **Creme**	Doxylaminhydrogensuccinat
Amylasen, Lipasen	Lebertran-Zinkoxyd **Salbe**	**Exzessives Schwitzen**
Bromelain, Trypsin, Rutosid	**Toxinbindung**	Salbeitrockenextrakt
Bromelain (Ananas)	Flohsamen, Plantago ovata; Psyllium	Bornapin
Gelenk- / Muskelschmerz	Magnesiumsulfat	Methenamin **extern**
Magnesiumzitrat	Kohle medizinische	**Unruhe, Depression (Nervenarzt !)**
Weidenrindenextrakt	Chlorella Algen	Johanniskrautextrakt
Kombiation: ASS,Chinin,Lithium	Colestyramin	Trimipramin
Aconitum napellus **extern**	**Antiinfektiv**	Amitryptilin
Acetylsalicylsäure	Kapuzinerkresse + Meerrettich	**Antihyperton**
Teufelskrallenwurzel	[illegible]	Rosella, Hibiskus [illegible]
Boswellia, Weihrauch	Artemisia annua anamed	Olmesartan
Capsaicin **extern**	Katzenkralle (Samento)	Rauwolfiaalkaloide
Prednison	Kardeminze	**Muskelschwäche**
Nichttox.Leberentzündung	Amanita phalloides D4 (cave)	L-Carnitin
Mariendistel, Silybum marianum	**Antiparasitär**	**Demenz / Alzheimer**
Bronchialreizung	Hydroxyethyllsobutyl, Piperidine	Gingko biloba
N-Acetyl-Cystein	Carboxylate	**Erektile Dysfunktion**
Infektanfälligkeit	Neembaumöl, Azadirachtin	Yohimbin, Pausinystalia yohimbe
Echinacin	Aetherische Öle alle 3 Std.	Ginsengwurzel, Panax gisseng
Isoniplex		
Allergieneigung		
Pestwurz, Pestasites hybridus		
Schmerzmittel		
Ibuprofen		
Diclofenac		
Tramadol		
Tilidin + Naloxon		
Morphin		

Darmschutz: Sauerkraut, Essig, Zitrone, Joghurt

Antiinfektiva: Küchenzwiebel, Honig, Bärlauch, Knoblauch, Senf, Meerrettich, vorbeugend: moderates Ausdauertraining

Insektenparasitenbefall: abschließende, helle Bekleidung. Wäschetrockner, Ockererdbemalung, evtl. vorübergehend Vitamin B Tbl..

Schmerzen: moderate Wärme. Bei Gewebehitze und akuten Gewebeschwellungen: Eisbeutel oder Metallgegenstand auflegen.

Oxyuriasis: Karottenkur

Pilzbefall: Backpulver, mehrfach ungesättigte Fettsäuren, pH5 oder pH3 Haut-Pflegemittel

Tabelle 11: Ergänzende Medikamente und Hausmittel.

6.1.1.1 Ordnungstherapie

Bewegungstherapie

- Gehen, Walken (nicht Joggen), Sport betreiben
- Fahrrad fahren (mit Sturzhelm)
- Schwimmen, Reiten
- Tai Chi, Tanz (z.B. Gesellschaftstanz)
- Krankengymnastik
- Elektro- und Magnetotherapie, (Ultra-) Schalltherapie (z.B. bei Gewebeverkalkungen)

Hydrotherapie

- Wassergymnastik
- Kneippsche Güsse
- Kalte Dusche (z.B. Eisbaden im Winter)

Spezielle Ordnungstherapie und Sinnfindungstechniken

- Das Gespräch: Die „Droge Arzt“ [72]. Die richtige Distanz. Wo stehe ich? Was will ich eigentlich? Wo und wer sind meine Dialogpartner. Wer sind meine Bezugspersonen? Die „richtige Diagnose“ [70]
- Singen (Gesangverein), Klang- und Musiktherapie
- Entspannungstechniken, Autogenes Training, progressive Muskelrelaxation
- Akupunktur
- Selbsthilfegruppe
- Balint - Gruppe (Selbsthilfegruppe mit einem geschulten Gruppenleiter)
- Massage
- Osteopathie
- Biofeedback
- Homöopathie
- Hypnotherapie
- andere ärztliche Suggestivtechniken (Kinesiologie, Bioresonanztherapie, Bach - Blütentherapie)
- Psychotherapie (nur sinnvoll bei Klienten mit voraussichtlich bereits guter Prognose)

Spezielle Reiztherapie

- Hyperthermie (auch heißes Bad, Schwitzkasten mit feuchten Tüchern, Sauna)
- Sauerstofftherapie (nach M. v. Ardenne), s.a. Hypoxietest (nach V. Netz)

Ausleitungstherapie

- Aderlass (zur Erzeugung eines relativen Eisenmangels bei Infektionskrankheiten)
- Ausleiten, (Chlorella), Dimercapto-1-propansulfonsäure-Test, (nach Schwermetall - Screening)
- Abführen, Colonhydrotherapie, Basenbäder (pH-Wert 8-9)
- Purgieren ausschließlich zur Sprachregelung: „Es ist zum Kotzen“ (ein Glas Wasser trinken, dann tief ausatmen, 2 Finger in den Rachen stecken, kurzfristig erbrechen, nicht wiederholen)

6.1.1.2 Standardtherapie (Koinfekte)

Name: Vorname: Geb. Datum: Datum:

Therapievorschlag T(C) z.B. bei Chlamydien, Ehrlichien (Anaplasmen), Rickettsien, Bartonellen, (Yersinien):

14 Tage

Arzneimittel	Morgens	Mittags	Abends
Rifampicin 600 mg	1	-	-
Levofloxazin 500 mg	1	-	-

danach 46 Tage

Arzneimittel	Morgens	Mittags	Abends
Rifampicin 600 mg	1	-	-
Pyrazinamid 500 mg	2	-	1
Mo. Die. Mi. Azithromycin 500 mg	1	-	-

Behandlungsbeginn: _______________

Alle 14 Tage vorsorgliche Kontrolluntersuchungen bei Ihrem Hausarzt.

- Arztkontakt, Blutdruck, Blutbild, Gamma-GT, Kreatinin
- EKG bei der Einnahme von Makroliden (Azithromycin, Klarithromycin, Roxithromycin), Ketoliden (Telithromycin), Linkosaminen (Clindamycin), Chinin und Chininanaloga (Hydroxy-chloroquin, Levofloxazin)

60 Tage (**alle 2 Monate**). **Ihr nächster Termin in unserer Praxis: ______________**

- Ausführliche Arztkonsultation
- Borrelien - LTT, CD3- CD57+, ggf. Labor auf Koinfektionen

120 Tage (**alle 6 Monate**)

- Borrelien – Serologie (Elisa und Blot), Borrelien - LTT, CD3- CD57+, Labor auf Koinfektionen

Bitte bringen Sie diesen Therapieplan wieder zur nächsten Sprechstunde mit.

Rifampicin 600 30 Drg. Ca. 92,- € (60 Tage = 184,- €), Levofloxazin 500 mg 7 Tabl. ca. 30,- € (14 Tage = 60,- €), Pyrazinamid 500 mg 100 Tbl. ca. 41,- €, Azithromycin 3 Tabl. ca. 28,- € (6 Wochen = ca. 168,- €), SUMME: ca. **453,- €**

Alle Angaben ohne Gewähr. Es gelten die Arzneimittel – Zulassungsbedingungen und die Angaben der Arzneimittelhersteller. Das Behandlungsmuster wurde mit der größt möglichen Sorgfalt erarbeitet. Es ist bisher aber nicht validiert. Keine Haftungsübernahme. Bei evtl. auftretenden Problemen wenden Sie sich bitte an Ihren Hausarzt.

Name: **Vorname:** **Geb. Datum:** **Datum:**

Therapievorschlag T(D) z.B. bei Mycoplasmen:

30 Tage

Arzneimittel	Morgens	Mittags	Abends
Clindamycin 600 mg	1	-	1
Co-trimazol =Sulfametoxazol+Trimethoprim	1	-	-
Chinin 200 mg **oder** Dapson 50 mg [17]	-		1

danach 30 Tage

Arzneimittel	Morgens	Mittags	Abends
Minocyclin 100 mg	1	-	1
Hydroxychloroquin 200 mg	-	-	1
Mo. Die. Mi. Azithromycin 500mg	1	-	-

Behandlungsbeginn: ______________

Alle 14 Tage vorsorgliche Kontrolluntersuchungen bei Ihrem Hausarzt.

- Arztkontakt, Blutdruck, Blutbild, Gamma-GT, Kreatinin
- EKG bei der Einnahme von Makroliden (Azithromycin, Klarithromycin, Roxithromycin), Ketoliden (Telithromycin), Linkosaminen, Chinin und Chininanaloga (Hydroxychloroquin, Levofloxazin)

60 Tage (**alle 2 Monate**). **Ihr nächster Termin in unserer Praxis:** ______________

- Ausführliche Arztkonsultation
- Borrelien - LTT, CD3- CD57+, ggf. Labor auf Koinfektionen

120 Tage (**alle 6 Monate**)

- Borrelien – Serologie (Elisa und Blot), Borrelien - LTT, CD3- CD57+, Labor auf Koinfektionen

Bitte bringen Sie diesen Therapieplan wieder zur nächsten Sprechstunde mit.

Clindamycin 300 mg 30 Kps. Ca. 33,- € (30 Tage = 66,- €), Sulfamethoxazol 20 Kps. Ca. 12,- € (30 Tage = ca. 37,- €), Chinin 200 mg 30 Tabl. ca. 18,- €,, Minocyclin 100 mg 50 Kaps. = ca. 36,- € (25 Tage), Hydroxichloroquin 200 mg 30 Tabl. = ca. 16,- €, Azithromycin 3 Tabl. ca. 28,- € (4 Wochen = ca. 114,- €) SUMME: ca. **353,- €**

Alle Angaben ohne Gewähr. Es gelten die Arzneimittel – Zulassungsbedingungen und die Angaben der Arzneimittelhersteller. Das Behandlungsmuster wurde mit der größt möglichen Sorgfalt erarbeitet. Es ist bisher aber nicht validiert. Keine Haftungsübernahme. Bei evtl. auftretenden Problemen wenden Sie sich bitte an Ihren Hausarzt.

Name: **Vorname:** **Geb.Datum:** **Datum:**

Therapievorschlag T(E) z.B. bei Babesien:

14 Tage

Arzneimittel	Morgens	Mittags	Abends
Mo. Die. Mi. Azithromycin 500 mg	1	-	-
Mo. Die. Mi. Atovaquon+Proguanil	4 über nur 3 Tage	-	-

danach 46 Tage

Arzneimittel	Morgens	Mittags	Abends
Mo. Die. Mi. Acithromycin 500 mg	1	-	-
Mo. Die. Mi. Artemisia annua ana. [84]	1	-	1
Mo. Die. Mi. Chinin 200 mg	-	-	1

Behandlungsbeginn: ______________

Alle 14 Tage vorsorgliche Kontrolluntersuchungen bei Ihrem Hausarzt.

- Arztkontakt, Blutdruck, Blutbild, Gamma-GT, Kreatinin
- EKG bei der Einnahme von Makroliden (Azithromycin, Klarithromycin, Roxithromycin), Ketoliden (Telithromycin), Linkosaminen (Clindamycin), Chinin und Chininanaloga (Hydroxy-chloroquin, Levofloxazin)

60 Tage (**alle 2 Monate**). **Ihr nächster Termin in unserer Praxis:** ______________

- Ausführliche Arztkonsultation
- Borrelien - LTT, CD3- CD57+, ggf. Labor auf Koinfektionen

120 Tage (**alle 6 Monate**)

- Borrelien – Serologie (Elisa und Blot), Borrelien - LTT, CD3- CD57+, Labor auf Koinfektionen

Bitte bringen Sie diesen Therapieplan wieder zur nächsten Sprechstunde mit.

Azithromycin 3 Tabl. ca. 28,- € (8 Wochen = ca. 224,- €), Atovaquon+Proguanil 12 Tabl. 58,- €, (2 Wochen = ca. 116,- €), Artemisia annua anamed xx,xx €, Chinin 45 Tabl. ca. 27,- €, SUMME: ca. **420,- €**

Alle Angaben ohne Gewähr. Es gelten die Arzneimittel – Zulassungsbedingungen und die Angaben der Arzneimittelhersteller. Das Behandlungsmuster wurde mit der größt möglichen Sorgfalt erarbeitet. Es ist bisher aber nicht validiert. Keine Haftungsübernahme. Bei evtl. auftretenden Problemen wenden Sie sich bitte an Ihren Hausarzt.

Standardtherapie (Koinfekte und Handlungsweisen)

Antiinfektiva bei Toxoplasmose Spiramycin bis zur 16.Schwangerschafts - Woche, Sulfadiazin plus Pyrimethamin plus Folsäure nach der 16. Schwangerschafts – Woche.

Antiinfektiva bei Yersiniose Doxycyclin, Levofloxazin, evtl. Co-trimazol.

Antiinfektiva bei Pilzbefall Nystatin, Amphotericin B + Nystatin, Fluconazol, Itraconazol, lokal Clotrimazol.

Antiinfektiva bei Mikrofilarien, Nematoden, Trichinen Doxycyclin (adulte Filarien), Ivermectin (Mikrofilarien), Mebendazol, Pyrantel, Karottenkur (Nematoden), Albendazol (Trichinella spiralis).

Adjuvans bei viralen Begleitinfektionen (Herpes simplex Virus Typ I/II, Ebstein-Barr- Varizellen-Zoster-, Masern-, Zytomegalie-Virus) Isoniplex (Immunmodulans) plus Vit.B12 1000 Gamma i.m. 1x pro Woche über mehrere (z.B. 6) Wochen oder Amantadin (Virustatikum).

Spezialärzte für Borna-Virus-, Hepatitis C-Virus-, HIV-Virus - Infektionen.

Spezielle immunmodulatorische Ansätze Spermidin [31], Vimentin [56], Heat shock Proteine (HSP) [57], Cpg Oligonukleotide [68], bzw. Cooley´s Toxin.

Bei der Zulassung eines Medikaments wird der Rahmen für die Indikation, die Dosis, die Altersgruppe und die Therapiedauer festgelegt. In Fachinformationen werden die Warnhinweise vor möglichen Risiken gelistet („**Waschzettel**"). Bei der Zulassung beschränkt sich der Hersteller auf die für ihn wichtigsten Indikationen. Eine nicht zulassungskonforme Arzneimittelanwendung, der **Off - label - Gebrauch** ist daher weit verbreitet. Wenn die leitlinienkonforme Behandlung* erfolglos war und in der Praxis anders verfahren werden soll, dann stehen die **Patienten - Aufklärung** [12, 73, 75 bis 83] und die darauf folgende schriftliche **Einverständniserklärung** des Patienten an erster Stelle (S. 30-40).

*** Leitlinien sind im juristischen Sinn Kann - Vorschriften, Richtlinien sind Muss - Vorschriften.**

Standardtherapie (Borreliose)

Name: **Vorname:** **Geb.Datum:** **Datum:**

Therapievorschlag T(B) bei Borreliose:

10 Tage

Arzneimittel	Morgens	Mittags	Abends
Mo. Die. Mi. Do. Klarithromycin 500	1	-	1
Metronidazol 400 mg	1	-	1

danach 30 Tage

Arzneimittel	Morgens	Mittags	Abends
Minocyclin 100 mg	1	-	1
Chinin 200 mg **oder** Dapson 50 mg [17]	-	-	1
Mo. Die. Mi. Azithromycin 500mg	1	-	-

danach 20 Tage

Arzneimittel	Morgens	Mittags	Abends
Minocyclin 100 mg	1	-	1
Hydroxichloroquin 200 mg	-	-	1
Mo. Die. Mi. Azithromycin 500mg	1		

Behandlungsbeginn: ______________

Alle 14 Tage vorsorgliche Kontrolluntersuchungen bei Ihrem Hausarzt.

- Arztkontakt, Blutdruck, Blutbild, Gamma-GT, Kreatinin
- EKG bei der Einnahme von Makroliden (Azithromycin, Klarithromycin, Roxithromycin), Ketoliden (Telithromycin), Linkosaminen (Clindamycin), Chinin und Chininanaloga (Hydroxy-chloroquin, Levofloxazin)

60 Tage (**alle 2 Monate**). **Ihr nächster Termin in unserer Praxis:** ______________

- Ausführliche Arztkonsultation
- Borrelien - LTT, CD3- CD57+, ggf. Labor auf Koinfektionen

120 Tage (**alle 6 Monate**)

- Borrelien – Serologie (Elisa und Blot), Borrelien - LTT, CD3- CD57+, ggf. Labor auf Koinfektionen

Bitte bringen Sie diesen Therapieplan wieder zur nächsten Sprechstunde mit.

Klarithromycin 500 mg 14 Tabl. ca. 46,- €, Metronidazol 400 mg 20 Tabl. = ca. 16,- €, (10 Tage), Chinin 200 mg 30 Tabl. ca. 18,- €, Hydroxichloroquin 200 mg 30 Tabl. = ca. 16,- €, Minocyclin 100 mg 100 Kaps. = ca. 36,- € (50 Tage), Azithromycin 3 Tabl. ca. 28,- € (7 Wochen = ca. 196,- €), SUMME: ca. **328,- €** Alle Angaben ohne Gewähr. Es gelten die Arzneimittel – Zulassungsbedingungen und die Angaben der Arzneimittelhersteller. Das Behandlungsmuster wurde mit der größt möglichen Sorgfalt erarbeitet. Es ist bisher aber nicht validiert. Keine Haftungsübernahme. Bei evtl. auftretenden Problemen wenden Sie sich bitte an Ihren Hausarzt.

Name: **Vorname:** **Geb.Datum:** **Datum:**

Therapie T(A) bei Borreliose akut oder im Rezidiv:

10 Tage

Arzneimittel	Morgens	Mittags	Abends
Mo,Die,Mi,Do Ceftriaxon 2 oder 4g	**i.v.**	-	-
Mo,Die,Mi,Do Metronidazol 500 mg	**i.v.**	-	1
Fr. Sa. So. Metronidazol 500 mg	1	-	1

danach 30 Tage

Arzneimittel	Morgens	Mittags	Abends
Mo,Die,Mi,Do Ceftriaxon 2 oder 4g	**i.v.**	-	-
Chinin 200 mg **oder** Dapson 50 mg [17]	-	-	1
Fr. Sa. So. Minocyclin 100 mg	1		1

danach 20 Tage

Arzneimittel	Morgens	Mittags	Abends
Mo,Die,Mi,Do Ceftriaxon 2 oder 4g	**i.v.**	-	-
Hydroxichloroquin 200 mg	-	-	1
Fr. Sa. So. Minocyclin 100 mg	1		1

Behandlungsbeginn: ______________

Alle 14 Tage vorsorgliche Kontrolluntersuchungen bei Ihrem Hausarzt.

- Arztkontakt, Blutdruck, Blutbild, Gamma-GT, Kreatinin
- EKG bei der Einnahme von Makroliden (Azithromycin, Klarithromycin, Roxithromycin), Ketoliden (Telithromycin), Linkosaminen (Clindamycin), Chinin und Chininanaloga (Hydroxy-chloroquin, Levofloxazin)

60 Tage (**alle 2 Monate**). **Ihr nächster Termin in unserer Praxis:** ______________

- Ausführliche Arztkonsultation
- Borrelien - LTT, CD3- CD57+, ggf. Labor auf Koinfektionen, **ggf. Gallensono**

120 Tage (**alle 6 Monate**)

- Borrelien – Serologie (Elisa und Blot), Borrelien - LTT, CD3- CD57+, ggf. Labor auf Koinfektionen

Bitte bringen Sie diesen Therapieplan wieder zur nächsten Sprechstunde mit.

Ceftriaxon 2g 10x50 ml ca. 450,- €, (60 Tage à 4g = ca.4.800,- €), Metronidazol 0,5 g 10x100 ml = ca. 70,- €, Metronidazol 400 mg Heumann 20 Tabl. = ca. 16,- €, 10 Tabl. = ca. 14 € (10 Tage = ca. 30,- €), Chinin 30 Tabl. ca. 18,- €, Hydroxichloroquin 200 mg 30 Tabl. = ca. 16,- €, Minocyclin 100 mg 100 Kaps. = ca. 36,- € (50 Tage) SUMME: ca. **4.952,- €** Alle Angaben ohne Gewähr. Es gelten die Arzneimittel – Zulassungsbedingungen und die Angaben der Arzneimittelhersteller. Das Behandlungsmuster wurde mit der größt möglichen Sorgfalt erarbeitet. Es ist bisher aber nicht validiert. Keine Haftungsübernahme. Bei evtl. auftretenden Problemen wenden Sie sich bitte an Ihren Hausarzt.

Arzneimittel	Alter	Dauer	EKG	Leber	Blutb.	Auge	Ohr	Nerv	Krebs	Licht	
Amoxicillin											
Ceftriaxon	>18			Galle							
Cefotaxim											
Cefuroxim											
Minocyclin	>10										
Doxycyclin	>10										
Tetracyclin	>10										
Rifampicin											
Pyrazinamid											
Azithromycin											
Clarithromycin											
Roxithromycin											
Clindamycin											
Chinin		3 Mo									
Hydroxichloroq.		3 Mo									
Levofloxazin	>18	14 d.									
Metronidazol °°		10 d.									
Amantadin	>18	?									
[illegible]		[illegible]									
Atovaquon	>11 kg	28 d.									
Riamet	>12	3 d.									
Mebendazol											
Albendazol											
Immunovir°°											
Mg-Zitrat/Aspart.											
Ivermectin	> 5	Einmal									
Dapson	>18	2 Jahre									
Clofazimine (Lepra)		2 Jahre									
Dimethylsulfoxyd	Salben	Zusatz									

Grün unterlegt = auch **für Kinder** zugelassen. Rot = Risiko °° = spezielle Dosierung
Bakterien passen sich ihrer Umgebung an und wechseln dabei ihre Oberflächeneigenschaften z.B. von gramnegativ zu gramlabil und grampositiv und zu säurestabil (z.B. in Zysten- oder Granulatform).

Tabelle 12: Altersbegrenzungen und zeitliche Begrenzungen der Therapie sowie einige der wichtigsten Risiken bei den einzelnen Arzneimitteln. Keine Haftung. Alle Angaben ohne Gewähr. Es gelten die Arzneimittel - Zulassungsbedingungen und die Angaben der Arzneimittelhersteller.

Herxheimer – Reaktion (<2 Wochen) Flüssigkeitszufuhr, kurzfristig Rosiglitazon 4 mg/Tag [16] oder Quercitin (Eichenrinden Extrakt) 500-1500 mg/Tag [17].

Vereinbarung zur Arzneimitteltherapie

Ich, geb. habe folgende Erkrankung(en):

____

deshalb wurden mir folgende Arzneimittel empfohlen:

____

Da die gängigen Behandlungsalternativen bei mir bisher erfolglos waren, hat mir mein Arzt empfohlen, die genannten Arzneimittel über eine längere Zeit anzuwenden. Die Anwendungsdauer richtet sich nach meinem Befinden.
Die empfohlenen Arzneimittel sind seit vielen Jahren zur Behandlung zugelassen. Sie haben sich bei anderen Krankheiten bewährt. Ihre Wirksamkeit wurde bei meiner Krankheit durch neuere klinische Studien auch für eine längere Anwendungsdauer belegt. Sie sind zur Behandlung meiner oben genannten Krankheit geeignet.

Vorsorglich werde ich folgende Blutuntersuchungen durchführen lassen:

- **wöchentlich, später evtl. alle 2 Wochen** ***Blutbild, Leber- und Nierenwerte, Blutdruck, evtl. auch Urin*** bei meinem Arzt (Hausarzt), bei akutem Anlass sofort.

Zusätzlich werde ich die im Folgenden angekreuzten Untersuchungen durchführen lassen:

- o **alle 2 Wochen** ***EKG*** **bei Makroliden** (**Clarithromycin, Azithromycin, Roxithromycin**), **Ketoliden**, **Lincosamiden** (**Clindamycin**), **Hydroxichloroquin**, **Chinin,** ,
- o **alle 4 Wochen** ***Ultraschall der Gallenblase*** **bei Ceftriaxon - Infusionen**,
- o **alle 3 Monate** ***augenärztliche Kontrolle*** **bei Hydroxichloroquin, Chinin**.

Über die Risiken und die Chancen der hier empfohlenen Behandlungsweise hat mich Dr. ______________________________ heute aufgeklärt. Die Beipackzettel dieser Arzneimittel werde ich durchlesen. Die unten aufgeführten speziellen Risikobeschreibungen haben wir Ihnen zusätzlich mitgegeben.

In Kenntnis dieser besonderen Verhältnisse stimme ich den genannten Bedingungen ausdrücklich zu. Eine Kopie dieses Schreibens habe ich erhalten.

Ort, ________________ ______________________________

Datum Unterschrift des Patienten

Raum für handschriftliche Zusätze des Arztes (evtl. auch umseitig).

Tuberkulosemittel bei bakteriellen Infektionskrankheiten

Z.B. Rifampicin oder Pyrazinamid. Diese Mittel heißen so, weil sie *auch* gegen die Tuberkulose eingesetzt werden (aber natürlich hat Ihre Erkrankung nichts mit Tuberkulose zu tun).

Wie wird die Behandlung mit Tuberkulosemitteln durchgeführt?

Rifampicin wird einmal täglich, das Pyrazinamid zweimal täglich eingenommen. Da sich beide Arzneimittel in ihrer Wirkung ergänzen, werden sie immer gleichzeitig vom Arzt verschrieben.

Wann tritt die Wirkung der Tuberkulosemittel ein?

Die meisten Patienten bemerken eine erste Besserung nach Wochen und Monaten. Es kann aber bis zu 6 Monaten dauern, bis die volle Wirkung zu spüren ist. Die Wirkung hält dafür an.

Woran merken Sie, dass die Behandlung mit Tuberkulosemitteln wirkt?

Mit Beginn der Wirkung gehen die Symptome Ihrer Krankheit zurück. Die Müdigkeit nimmt ab, die Belastbarkeit steigt. Entzündungserscheinungen bessern sich.

Wie lange wird die Behandlung mit Tuberkulosemitteln durchgeführt?

Die Behandlung mit Rifampicin und Pyrazinamid muss langfristig erfolgen. Sie wirkt nur, wenn Sie Rifampicin und Pyrazinamid *regelmäßig* einnehmen. Die Behandlung muss auch dann fortgeführt werden, wenn es Ihnen wieder besser geht. Sonst kann sich die Krankheit wieder verschlimmern.

Können Nebenwirkungen auftreten?

Bei jeder wirksamen Behandlung können unerwünschte Wirkungen auftreten. Das gilt auch für die Therapie mit Rifampicin und Pyrazinamid. Daher ist die Kontrolle der Behandlung durch Ihren behandelnden Arzt notwendig. Der behandelnde Arzt überprüft zu Beginn dieser Therapie einmal pro Woche, später in größeren Abständen das Blut. Nur so kann er eventuell auftretende Nebenwirkungen rechtzeitig erkennen und die erforderlichen Maßnahmen ergreifen. Dann bilden sich Nebenwirkungen in der Regel vollständig zurück. Nicht jede Nebenwirkung zwingt zum Abbruch einer Therapie. Die meisten der im Medikamenten-Beipackzettel erwähnten Nebenwirkungen sind selten (bitte dieses **Informationsblatt** aber trotzdem lesen).

Welche Nebenwirkungen können auftreten?

Die meisten Nebenwirkungen sind nur unangenehm, aber nicht gefährlich. Einige Patienten klagen zu Anfang der Therapie über Kopfschmerzen oder außergewöhnliche Müdigkeit und Erschöpfung. Das sind oft nur Zeichen, dass das Arzneimittel wirkt. Wenn die Beschwerden zu schlimm sind, sprechen Sie mit Ihrem Arzt darüber.

Was ist außerdem noch während der Behandlung zu beachten?

Während der Behandlung mit Rifampicin und Pyrazinamid sollten Frauen nicht schwanger werden. Ob die Behandlung in der Schwangerschaft und Stillzeit ausnahmsweise fortgesetzt werden kann oder sollte, entscheidet Ihr Arzt mit Ihnen zusammen. Informieren Sie Ihren Arzt über alle Medikamente, die Sie außerdem noch einnehmen. Besprechen Sie bitte alle Änderungen der Therapie mit Ihrem Hausarzt.

Antimalariamittel bei bakteriellen Infektionskrankheiten

Z.B. Chinin oder Hydroxychloroquin. Diese Mittel heißen so, weil sie *auch* gegen die Malaria eingesetzt werden (aber Ihre Erkrankung hat nichts mit Malaria zu tun).

Wie wird die Behandlung mit Antimalariamitteln durchgeführt?

Chinin wird einmal täglich, das Hydroxychloroquin auch mehrmals täglich eingenommen.

Woran merken Sie, dass die Behandlung mit Antimalariamitteln wirkt?

Mit Beginn der Wirkung gehen die Gelenkschmerzen zurück. Die Müdigkeit nimmt ab, die Belastbarkeit steigt. Entzündungserscheinungen lassen nach.

Wie lange wird die Behandlung mit Antimalariamitteln durchgeführt?

Die Behandlung mit Chinin oder Hydroxichloroquin muss langfristig erfolgen. Die Behandlung wirkt nur, wenn Sie die Medikamente *regelmäßig* einnehmen, auch dann, wenn es Ihnen wieder besser geht.

Können Nebenwirkungen auftreten?

Bei jeder wirksamen Behandlung können unerwünschte Wirkungen auftreten. Daher ist die Kontrolle der Behandlung durch Ihren Hausarzt und Ihren Augenarzt notwendig (s. mitgegebenen Behandlungsplan). Nebenwirkungen bilden sich zumal wenn sie rechtzeitig erkannt werden in der Regel vollständig zurück. Nicht jede Nebenwirkung zwingt zum Abbruch einer Therapie. Die meisten der im Beipackzettel erwähnten Nebenwirkungen sind selten (bitte dieses **Informationsblatt** aber trotzdem lesen).

Beeinträchtigen Antimalariamittel die Augen?

In den ersten Tagen kommt es manchmal zu Sehstörungen, wie z.B. Verschwommensehen, Lichtempfindlichkeit oder Störungen des Farbsehens. Die Veränderungen bilden sich nach kurzer Zeit zurück. Sie sind ungefährlich. Möglicherweise behindern sie aber vorübergehend beim Autofahren.

Gibt es *gefährliche* Nebenwirkungen an den Augen?

Zu Beginn und während der Behandlung mit Chinin oder Hydroxichloroquin müssen Sie regelmäßig vom Augenarzt untersucht werden. Bei bestimmten schweren Augenerkrankungen rät er von vornherein von einer Einnahme ab. Während der Behandlung können *sehr selten* Netzhautveränderungen entstehen, sie sind abhängig von der Gesamtdosis. Darüber sollten Sie nicht erschrecken: Der Augenarzt kann diese Veränderungen, die Sie selbst gar nicht bemerken, erkennen, *bevor* bleibende Schäden auftreten. Deshalb sollten Sie unter der Behandlung etwa alle 6 Monate zum Augenarzt gehen.

Was ist außerdem noch während der Behandlung zu beachten?

Während der Behandlung mit Chinin oder Hydroxichloroquin sollten Frauen nicht schwanger werden. Ob die Behandlung in der Schwangerschaft und Stillzeit fortgesetzt werden kann oder sollte, entscheidet Ihr Arzt mit Ihnen zusammen. Informieren Sie Ihren Arzt über alle Medikamente, die Sie außerdem noch einnehmen. Besprechen Sie bitte alle beabsichtigten Änderungen der Therapie mit Ihrem behandelnden Arzt.

[75 - 83]

Metronidazol bei bakteriellen Infektionskrankheiten

Bei der persistierenden Borreliose wird Metronidazol entweder als Einzelmedikament oder zusammen mit anderen Antimikrobiotika verabreicht.

Wie wirkt Metronidazol?

Metronidazol hemmt den Zellstoffwechsel von Bakterien und verhindert deren Vermehrung.

Die Anwendungsgebiete sind vielfältig:

- generell bakterielle Infektionskrankheiten
- Hautinfektionen, Ekzeme und Abszesse, Rosazea (Gesichtsentzündung)
- Hautentzündungen im Mundbereich, Entzündungen des Mund- und Rachenraumes
- Infektionen der Zähne und des Zahnfleischs, Infektionen im Hals-Nasen-Ohren-Bereich
- Atemwegsinfektionen, chronische Bronchitis, Lungenentzündungen, Herzinfektionen,
- Knochen- und Gelenksentzündungen, Beinvenenentzündungen, Vaginalentzündungen
- Ruhr-Erkrankungen, Symptome bei Morbus Crohn (Darmentzündung), andere schwere Darmentzündung, Infektionen des Becken- oder Bauchraumes, Mageninfektionen

Wovor müssen Sie gewarnt werden (Warnhinweise)?

- Metronidazol kann das Reaktionsvermögen so weit verändern, dass die Fähigkeit zur aktiven Teilnahme am Straßenverkehr oder zum Bedienen von Maschinen beeinträchtigt wird. Dies gilt besonders im Zusammenwirken mit Alkohol.

- Die Behandlungsdauer soll zehn Tage nicht überschreiten. Die Begrenzung der Therapiedauer ist deswegen erforderlich, weil theoretisch eine Schädigung der menschlichen Keimzellen und eine Krebs erregende Wirkung denkbar ist, die aber praktisch bisher weder bestätigt, noch ausgeschlossen werden konnte.

- Während der Schwangerschaft und während der Stillzeit sollte das Medikament nicht angewendet werden.

Wann ist das Medikament für Sie nicht geeignet (Gegenanzeigen)?

- Bekannte Überempfindlichkeit gegen einen Inhaltsstoff

- Bei Erkrankungen des Nervensystems (zum Beispiel bei Fallsucht (Epilepsie)), bei chronischen Leberentzündungen und bei Blutbildungsstörungen soll Metronidazol nur in Ausnahmefällen eingesetzt werden.

Welche Nebenwirkungen und Wechselwirkungen können auftreten?

Jedes wirksame Medikament hat neben der erwünschten Wirkung auch unerwünschte Wirkungen, sog. Nebenwirkungen. Nebenwirkungen können, müssen aber nicht auftreten. Manchmal sind Nebenwirkungen auch ein Zeichen das das Medikament wirkt. Unter Metronidazol kommt es zur Alkohol - Unverträglichkeit (z.B. Hautrötung im Kopf- und Nackenbereich, Übelkeit, Erbrechen, Kopfschmerzen, Schwindel). Schlaf- und Schmerzmittel schwächen die Wirkung von Metronidazol ab. Bei gleichzeitiger Einnahme von Lithium wird die Lithiumkonzentration erhöht. Die Wirkung von Mitteln zur Blutverdünnung kann verstärkt werden. (Bitte das **Informationsblatt** des Arzneimittelherstellers lesen)

[75 - 83]

Name Vorname Geb. Datum **Medikament**

Monat												
Tag	Erschöpf.	Hautgefühl	Schmerz	Zucken	Entzünd.	Kopf	Gelenk	Muskeln	Herz	Augen	Haut	Sonstige
1												
2												
3												
4												
5												
6												
7												
8												
9												
10												
11												
12												
13												
14												
15												
16												
17												
18												
19												
20												
21												
22												
23												
24												
25												
26												
27												
28												
29												
30												
31												
Monat												
Tag	Erschöpf.	Hautgefühl	Schmerz	Zucken	Entzünd.	Kopf	Gelenk	Muskeln	Herz	Augen	Haut	Sonstige
1												
2												
3												
4												
5												
6												
7												
8												
9												
10												
11												
12												
13												
14												
15												
16												
17												
18												
19												
20												
21												
22												
23												
24												
25												
26												
27												
28												
29												
30												

Abbildung 3: Verlaufsdokumentation durch den Patienten. (CC) Dr. Bernt-Dieter Huismans 2009

Name, Vorname: ________________________ **Geb. Dat.:** ____________ **DATUM:** __________

Was? (**Zutreffendes** bitte zusätzlich **unterstreichen**!) **Seit wann?** **zur Zeit?**

	Was?	Seit wann?	zur Zeit?
	Zeckenstich (eventuell auch Insektenstich)		
	Hautrötung am Ort des Stiches		
	Hautrötung woanders, andere Hauterscheinungen		
	Fieber, Gliederschmerzen, extremer Nachtschweiß		
	Geringe Ausdauer, unglaubliche Müdigkeit, Erschöpfung		
	Geschwollene Lymphknoten		
	Starke Gewichtsveränderung, starker Haarausfall		
	Kopfschmerzen, Nackensteife		
	Schmerzen an Muskeln und Sehnen, Knötchenbildung an der Haut		
	Gelenkschmerz, Rücken, Hüften, Knie, Füße, Elle, Hände, Finger		
	Gelenkschwellungen, -Entzündungen, Gelenkerguss, Gelenkzysten		
	Taubheitsgefühl Rücken, Hüften, Knie, Füße, Elle, Hände, Finger		
	Muskelkrämpfe, Muskelzucken		
	Kribbeln, anfallsartig auftretende stechende, brennende Schmerzen		
	Schmerzender Brustkorb, Rippenbogenschmerzen		
	Halsschmerzen, trockener Husten, häufiges Räuspern		
	Luftnot		
	Herzrhythmusstörungen, Blutdruckschwankungen		
	Herzkrankheit		
	Oberbauchbeschwerden, Stuhlgangsunregelmäßigkeiten, Übelkeitsgefühl		
	Sexuelle Funktionsstörungen, Libidostörungen		
	Schmerzen in der Blase, Leistengegend, den Hoden, Harnblaseninkontinenz		
	Menstruationsunregelmäßigkeiten		
	Brustschmerzen, unbegründete Milchproduktion		
	Lähmung von Gesichtsnerven, Kiefer- oder Kiefergelenksschmerz, Zahnschmerzen		
	Lähmung an Armen oder Beinen, Schmerzen		
	Zittern, blitzartige Zuckungen, Tic, Wadenkrämpfe, unruhige Beine		
	Wutausbrüche, Aggressivität, Sprechzwang		
	Gleichgewichtsstörung, Schwindel, Reisekrankheit, Höhenangst, Benommenheit		
	Verwechselung, Verwirrtheit, Denkschwierigkeiten, Konzentrationsprobleme		
	Leseschwierigkeiten		
	Schwierigkeiten beim Sprechen und Schreiben		
	Vergesslichkeit, Desorientiertheit		
	Persönlichkeitsveränderung, Antriebsstörung, Depression, Schlafstörungen		
	Panikattacken, Ohnmachtsanfälle		
	Augen: Entzündung, Trockenheit, Sehstörung, Lichtempfindlichkeit, Schmerzen		
	Nase, Ohren: Riechstörung, Ohrgeräusch, Geräuschempfindlichkeit, Hörsturz		
	Haut: Geschmack, Ekzeme, Allergien, Herpes zoster, Psoriasis, Sklerodermie		
	Blaurote Hautschwellungen, Hautmarmorierung, papierdünne Haut, Besenreiser		
	Weitere Befunde umseitig eintragen (Schlaganfall, TIA, Bindegewebsschwäche)		

Tabelle 6: Symptomliste vor Konsultation und zur Nachuntersuchung nach einem Therapiezyklus.

7 Diskussion

Unter dem immensen Druck der zahlreichen Borreliose - Selbsthilfegruppen und bei einer von der etablierten Wissenschaft beklagten „Internet – Borreliose“ bzw. „Borrelien – Neurose“ haben sich Ärzte gefunden, die eine chronische oder späte Borreliose für existent halten und sich um deren Diagnostik und Therapie bemühen, oft unter hohem persönlichen Nerven- und Finanzaufwand und bei Bedrohung ihrer Existenz.

Die Formularsammlung soll diesen engagierten Ärzten helfen und die spätere Aufarbeitung der bei ihnen angefallenen Daten erleichtern. Tatsachen allein können überzeugen. Es bleibt spannend.

Der Beitrag soll auch der Diskussion dienen zwischen ärztlicher Praxis, Klinik und etablierter Wissenschaft. Ich hoffe, es gelingt ein wenig.

Literaturverzeichnis

Monographien

1-12 bei Internetquellen

13, 14 bei Zeitschriftenartikeln

15. Huismans BD, Klemann W. Langzeitbehandlung mit Antiinfektiva bei persistierender Borreliose mit Borrelien-DNA-Nachweis durch PCR. Mit Hinweisen auf Antiinfektiva - Kombinationen im Anhang. *Grin-Verlag* (2008) ISBN 978-3-640-19378-3

16. Hopf-Seidel P, Krank nach Zeckenstich. Borreliose erkennen und wirksam behandeln. *Knaur TB* (2008) ISBN3-426-87392-3

17. Singleton KB. The Lyme Disease Solution. *Brown Books Publishing Group, Dallas, Texas.* ISBN 978-1-934812-00-6

18. Huismans BD, Plädoyer für den Erregernachweis bei der chronischen Lyme-Borreliose. *Grin-Verlag* (2008) ISBN 978-3-638-92337-8

19-24 bei Zeitschriftenartikeln

25. Béchamp A, The Blood and its Third Element. (1911), *METROPOLIS INK* (2002) ISBN 0-9579858-7-8

26, 27 bei Zeitschriftenartikeln

28. Enderlein G. Bakterien-Cyclogenie. *Semmelweis-Institut Hoya.* 1924, 2. Auflage 1981

29-32 bei Zeitschriftenartikeln

33. Sonea S, M. Panisset, A New Bacteriology, *Jones and Bartlett Publishers, Inc, Boston, Mass., PortolaValley,* 1983 ISBN 0-86720-024-3

34-38 bei Zeitschriftenartikeln

39. Cantwell Jr. A. The Cancer Microbe. The Hidden Killer in Cancer, AIDS and other Immune Diseases. *Aries Rising Press, Los Angeles*, (1995) ISBN 0-917211-01-4

40, 41 bei Zeitschriftenartikeln

42. Margulis L, Die andere Evolution. *Spektrum, Heidelberg, Berlin* (1999) ISBN 3-8274-0294-8 Originaltitel: Symbiotic Planet. *Weidenfeld & Nicolson/Orion Publishing Group Ltd. London.*

43. Mattman LH, Cell Wall Deficient Forms. Stealth Pathogens. *CRC Press Boca Raton London New York Washington, D.C.* (2001) ISBN 0-8493-8767-1

44, 45 bei Zeitschriftenartikeln

46. Diterich I., Immunmodulation and new therapeutic strategies in Lyme borreliosis. *Dissertation Konstanz* 2003 http://www.lymenet.de/literatur/diterich.pdf

47. Huismans BD, Lebendigkeit – Selbstorganisation – Morphogenese: 5. Hauptsatz der Thermodynamik, das Phanes Sound Theorem. *Grin Verlag* (2007) ISBN 978-3-638-77985-2

48. Huismans BD, Nullquantum, Zahlensymbolik und Struktur. *Grin-Verlag* (2008) ISBN 978-3-638-87358-1

49-58 bei Zeitschriftenartikeln

59. Wagner R. Bakterieller Einfluss auf Autoimmunreaktionen bei rheumatoider Arthritis: Suche nach kreuzreaktiven Antikörpern und ein Beitrag von Superantigenen bei induzierter Arthritis in der Maus. *Dissertation, Friedrich-Schiller-Universität Jena* 2004

60-62 bei Zeitschriftenartikeln

63. Bauer J. Das Gedächtnis des Körpers: Wie Beziehungen und Lebensstile unsere Gene steuern. *Piper* (2004) ISBN 978-3-492-24179-3

64-68 bei Zeitschriftenartikeln

69 bei Internetquellen

70. LOWN B. DIE VERLORENE KUNST DES HEILENS. *STUTTGART, SCHATTAUER*, 2002, 117FF.

71. Neumann-Mangold P. Der Arztbrief. *Urban und Schwarzenberg* 1970

72. BALINT M. DER ARZT, SEIN PATIENT UND DIE KRANKHEIT. 10. Auflage, *Stuttgart Klett-Cotta* (2001), ISBN 3-608-95280-2. BALINT M. The doctor, his patient and the illness. *London, Pitman Medical Publ.* (1957)

73. v. Baehr R, Berghoff W, Bennefeld H, et al. Diagnostik und Therapie der Lyme-Borreliose. *Deutsche Borreliose-Gesellschaft* (2008)

74. Huismans BD, Diskussionsbeitrag zur antimikrobiellen Therapie bei Patienten mit chronischer Lyme-Borreliose und anderen chronischen Infektionskrankheiten. *Grin-Verlag, München* (2007) ISBN-10 3-638-91286-8

75-81 bei Zeitschriftenartikeln

82-84 bei Internetquellen

85 bei Zeitschriftenartikeln

86. Cohn F. Ueber Bacterien, die kleinsten Lebewesen. Sammlung gemeinverständlicher wissenschaftlicher Vorträge, herausgegeben von Rud. Virchow und Fr.v. Holzendorff. VII. Serie, Heft 165, *C.B. Lüderitzsche Verlagsbuchhandlung Carl Habel,* Berlin (1872)

87 bei Internetquellen

88 bei Zeitschriftenartikeln

Zeitschriftenartikel

13. Peter J. Krause, Kathleen McKay, Charles A. Thompson, Vijay K. Sikand, Ronald Lentz, Timothy Lepore, Linda Closter, Diane Christianson, Sam R. Telford, David Persing, Justin D. Radolf, Andrew Spielman, and the Deer-Associated Infection Study Groupa. Disease-Specific Diagnosis of Coinfecting Tickborne Zoonoses: Babesiosis, Human Granulocytic Ehrlichiosis, and Lyme Disease. *CID* 34 1184-1191 (2002)

14. Steiner FE, Pinger RR, Vann CN, Grindle N, Civitello D, Clay K, Fuqua C.Infection and co-infection rates of Anaplasma phagocytophilum variants, Babesia spp., Borrelia burgdorferi, and the rickettsial endosymbiont in Ixodes scapularis (Acari: Ixodidae) from sites in Indiana, Maine, Pennsylvania, and Wisconsin.*J Med Entomol.* 45(2), 289-97 (2008)

15-18 bei Monographien

19. Schulte-Spechtel U, Lehnert G, Liegl G, Fingerle V, Heimerl C, Johnson BJ, Wilske B. Significant improvement of the recombinant Borrelia-specific immunoglobulin G immunoblot test by addition of VlsE and a DbpA homologue derived from Borrelia garinii for diagnosis of early neuroborreliosis. *J Clin Microbiol.* 41(3),1299-303 (2003)

20. Tylewska-Wierzbanowska S, Chmielewski T Limiation of serologic testing for Lyme borreliosis: evaluation of ELISA and western blot in comparison with PCR and culture methods *Wien Klin Wochenschr,* 114(13-14), 601-5 (2002)

21. Santino I, Berlutti F, Pantanella F, Sessa R, del Piano M.Detection of Borrelia burgdorferi sensu lato DNA by PCR in serum of patients with clinical symptoms of Lyme borreliosis. *FEMS Microbiol Lett.* 283(1), 30-5. Epub (2008)

22. Russel W. An address on a characteristic organism of cancer. *British Medical Journal, London* 2, 1356-1360 (1890)

23. Babes . Beobachtungen über die metachromatischen Körperchen, Sporenbildung, Verzweigung, Kolben- und Kapselbildung pathogener Bakterien. *Z.f.H.* 20. Band, 413-433, Taf.10 u. 11 (1895)

24. Winkler W. Untersuchungen über das Wesen der Bakterien und deren Einordnung im Pilzsystem. *Zbl. Bakt.* II Abt. Org. 5, 569-579 (1899)

25 bei Monographien

26. Löhnis F. Life cycles of bacteria. *J. Agric. Res.* 6, 675-702 (1916)

27. Almquist EB. Variation and life cycles of pathogenic bacteria. *J.Infect.Dis.* 31, 483-493 (1922)

28 bei Monographien

29. Dienes L, Weinberger HJ. The L forms of bacteria. *Bacteriol. Rev.* 15, 245-283 (1951)

30. Klinenberger-Nobel E. Filterable forms of bacteria. *Bacteriol. Rev.* 15, 77-103 (1951)

31. Lapinski ME, Flakas ED, Reversal of penicillin-induced L-phase growth of Haemophilus influenza by spermine and its effects of antibiotic susceptibility. *Infect Immun* 1, 474-478 (1970)

32. Lang, E., Persistierende Bakterienvarianten. *Wiener Klinische Kolloquien.*10, 22 (1971)

33 bei Monographien

34. Aloysius S.K.D, Paton A.M. Artificially induced symbiotic associations of L-form bacteria and plants. *J Appl Bacteriology*, 1984, 56, 465-467

35. Aloysius, S.K.D., Paton, A.M., Protoplasts of bacteria L-forms were suggested to have the ability to penetrate the cell wall and membrane. *Springer* 1984

36. US-Patentschrift : "Associations of antagonistic prokaryotes with eukaryotes. A process for protecting whole eukaryotes or parts thereof from an invasive attack from an invasive agent, a prokaryotic bacterium which is capable of forming an L-form association with a host eukaryote and introducing an L-Form- bacteria into said host". *United States Patent* 6376245

37. Mc Donald AB, Concurrent neocortical borreliosis and Alzheimer's disease: Demonstration of a spirochetal cyst form. *Ann New York Acad Sci* 539, 486-470 (1988)

38. Preac-Mursic V, Weber K, Pfister HW et al. Survival of Borrelia burgdorferi in antibiotically treated patients with Lyme Borreliosis. *Infection* 17(6) 355-359 (1989)

39 bei Monographien

40. Preac-Mursic V, et.al. Kill kinetics of Borrelia burgdorferi. Infection 1996, 24, 9-16. Dt. Übersetzung unter: http://www.zecken-borreliose.de/preacmursic.pdf
Preac-Mursic V et.al. Absterbekinetik von Borrelia burgdorferi – Bakteriologische Befunde zur Behandlung der Lyme-Borreliose. *Infection* 24, 9-16 (1996)

41. Preac-Mursic V, Wanner G, Reinhardt S et al. Formation and cultivation of Borrelia burgdorferi spheroplast-L-form variants. *Infection* 24, 218-226 (1996)

42, 43 bei Monographien

44. Saradjian P, Evidence supportative and unsupportative of Nanobacteria. *Annual Curr. Lit. in Bio. Review* 1(1), 1-16 (2001)

45. Miklossy J, Kasas S, Zurn AD et al. Persisting atypical cystic forms of Borrelia burgdorferi and local inflammation in Lyme neuroborreliosis. *Jourmal of Neuroinflammation* 5(40), (2008)

46-48 bei Monographien

49. Matzinger P. Tolerance, danger and the extended family. *Annu Rev Immunol* 12, 991-1045 (1994)

50. Matzinger P. An innate sense of danger. *Immunology* 10, 339-415 (1998)

51. Stricker RB, Wigner EE, Decreased CD57 lymphocyte subset in patients with chronic Lyme disease. *Immunology Letters* 76, 43-48 (2001)

52. Steere, AC et al. Association of chronic Lyme arthritis with HLA-DR4 and HLA-DR2 Alleles. *N.Engl. J. Med.* 4, 323 (1990)

53. Dusso A.S. et al. Vitamin D. In: *Am. J. Physiol. Renal. Physiol.* Bd. 289, S. F8-F28. (2005)

54. Ferencik M, Stvrtinova V, Hulin I, et al. Inflammation – a Lifelong Companion. Attempt at a Non-Analytical Holistic View. *Folia Microbiol.* 52(2), 159-173 (2007)

55. Stevenson B, Babb K, LuxS Mediated Quorum Sensing in *Borrelia burgdorferi*, the Lyme Disease Spirochete. *Infect Immun.* 70(8), 4099–4105 (2002).

56. Goldman RD, Khuon S, Chou Y et al. The function of intermediate filaments in cell shape and cytoskeletal integrity. *J Cell Biol* 134 (4) 971-983 (1996)

57. Welsch W, How cells respond to stress. *Scientific American.* 265(5), 56-64 (1993) Wikipedia, Chaperon (Protein), http://de.wikipedia.org/wiki/Chaperon_(Protein)

58. Haupt K. et al. Binding of human factor H-related protein 1 to serum-resistant Borrelia burgdorferi is mediated by borrelial complement regulator-aquiring surface proteins. *J Infect Dis* 196, 124-133 (2007)

59 bei Monographien

60. Hess R, Hübner, M. Private Krankenversicherung. Der modifizierte Standardtarif lässt viele Fragen offen. *Dt. Ärzteblatt* 104 (48) A331-A332 (2007)

61. Harvey WT, Salvato P, \`Lyme disease\`: ancient engine of an unrecognised borreliosis pandemic? *Medical Hypotheses* 60(5) 742-759 (2003)

62. Withlaw E, Epigenetics: Signs of the fathers and their fathers. *European Journal of Human Genetics* 14, 131–132 (2006)

63 bei Monographien

64. Cartwright, M. J.,S .E. Martin, and S. T. Donta. A novel neurotoxin (Bbtox 1) Borrelia burgdorferi. *Meeting of the American Society for Microbiology.* (1999), Chicago

65. Cartwright, M. J.,S .et al. A novel neurotoxin (Bbtox 1) Borrelia burgdorferi. *Meeting of the American Society for Microbiology.* May (1999), Chicago

66. Shoemaker, R. C., Treatment of possible estuary-associated syndrome: neurotoxins, contrast sensitivity and colestyramin (Abstract).Presented at the *CDC National Conference on Pfiesteria; from Biology to Public Health*, 18-20 October (2000), Stone Mountain, GA

67. Hartmann,F., Müller-Marienburg, H. Indirekter Neurotoxinnachweis durch den „Visual Contrast Sensitivity“ Test bei Patienten mit chronischer Borreliose. *Med. Welt* 9, 251, (2003)

68. Hartmann G. et al., CpG-Oligonukleotide: Immuntherapie nach dem Muster bakterieller DNA. *Deutsches Ärzteblatt* 98(15), A-981 / B-813 / C-761 (2001) URL: http://www.aerzteblatt.de/v4/archiv/artikel.asp?id=26829

69 bei Internetquellen

70- 74 bei Monographien

75. Hof H, Können Antibiotika auf intrazelluläre Bakterien wirken? *Chemotherapie Journal* 7 (3) 77-85 (1998)

76. Swantes-Becker J, Al-Nawas B, Shah PM, In vitro-Aktivität von Clindamycin, Rifampicin und Rifabutin. *Chemotherapie Journal* 11 (4/2) 143-147 (2002). URL: http://www.wissenschaftliche-verlagsgesellschaft.de/CTJ/CTJ2002/CTJ4-02/143-147.pdf

77. Klein MB, Nelson CM, Goodman JL Antibiotic susceptibility of the newly cultivated agent of human granulocytic ehrlichiosis: promising activity of quinolones and rifamycins. *Antimicrob Agents Chemother.* 41(1) 76–79 (1997). URL: http://www.pubmedcentral.nih.gov/articlerender.fcgi?tool=pubmed&pubmedid=8980758

78. Brorson O, Brorson SH, An in vitro study ot the susceptibility of mobile and cystic forms of Borrelia burgdorferi to hydroxichloroquine. *Int Microbiol* 5(1) 25-31 (2002)

79. Donta ST, Macrolide therapy of chronic Lyme Disease. *Med Sci Monit.* 9(11) 136-142 (2003)

80. Brorson O, Brorson SH, An in vitro study of the susceptibility of mobile and cystic forms of Borrelia burgdorferi to metronidazole. *APMIS* 107(6), 566-576 (1999)

81. Wirkstoff aktuell. *Eine Information der KBV* (Kassenärztliche Bundesvereinigung) im Rahmen des §73 (8) SGB V in Zusammenhang mit der Arzneimittelkommission der deutschen Ärzteschaft. Ausgabe 5/2007 http://www.akdae.de/40/Tigecyclin.pdf (Empfehlung der Kombination von Metronidazol mit Cephalosporinen der dritten Generation (z.B. Ceftriaxon) bei bakteriell verursachten schweren Krankheitsverläufen).

85. Klinik und Poliklinik für Innere Medizin. Liquorbefundung. (2008); Glück T. et al. Liquorbefunde. *Der Internist* 41, 93-303, (2000)

86 bei Monographien

87 bei Internetquellen

88. Chapman MJ, Dolan MF, Margulis L., Centrioles and Kinetosomes: Form, Function, and Evolution. *The Quarterly Review of Biology.* 75(4), 409-429 (2000)

Internetquellen

1. IDSA-GUIDELINES: WORMSER GP, DATTWYLER RJ, SHAPIRO ED, HALPERIN JJ, STEERE AC, KLEMPNER MS, KRAUSE, PJ, BAKKEN JS, STRLE F, STANEK G, BOCKENSTEDT L, FISH D, DUMLER JS, NADELMAN RB: PRACTICE GUIDELINES FOR THE CLINICAL ASSESSMENT, TREATMENT, AND PREVENTION OF LYME DISEASE, HUMAN GRANULOCYTIC ANAPLASMOSIS, AND BABESIOSIS. CLIN JNFECT DIS 1;43 (9): 1089-134, (2006) WWW.GUIDELINES.GOV USA: WWW.ALDF.COM

2. BLUMENTHAL R. AN AGREEMENT BETWEEN THE ATTORNEY GENERAL OF THE STATE OF CONNECTICUT AND THE INFECTIOUS DISEASES SOCIETY OF AMERICA. (2008) WWW.CT.GOV/AG/CWP/VIEW.ASP?A=2795Q=414284

3. CDC, CENTER OF DISEASE CONTROL DER USA. WWW.CDC.GOV/PCD/ S.A. HTTP://WWW.LYME.ORG/LEGISLATIVE/PUBLAW107116.HTML#ANCHOR6317 (2002)

4. AAN, Halperin JJ, Shapiro ED, Loggian E et al. Quality Standards Subcommittee of the American Academy of Neurology. Practice parameter: treatment of nervous system Lyme disease (an evidence based review): report of the Quality Standards Subcommittee of the American Academy of Neurology. *Neurology* 69(1) 91-102 (2007) HTTP://WWW.AAN.COM/NEWS/?EVENT=READ&ARTICLE_ID=742

5. EUCALB - EUROPEAN UNION CONCERTED ACTION ON LYME BORRELIOSIS HTTP://MEDUNI09.EDIS.AT/EUCALB/CMS/INDEX.PHP?LANG=EN

6. DGN, DEUTSCHE GESELLSCHAFT FÜR NEUROLOGIE. NEUROBORRELIOSE HTTP://WWW.DGN.ORG/IMAGES/STORIES/DGN/LEITLINIEN/NEUROBORRELIOSE.PDF

7. International Lyme Disease Society. ILADS-Guidelines: Cameron D, Gaito A, Harris N, Bach G, Bellovin S, Bock K, Bock S, Burrascano J, Dickey C, Horowitz R, Phillips S, Meer-Scherrer L, Raxlen B, Sherr V, Smith H, Smith P, Stricker R: Evidence-based guidelines for the management of Lyme disease. (2006) www.guidelines.gov , http://www.ilads.org/guidelines.html

8. Klemann W, Publizierte Leitlinien der Borreliose. (2006) URL: www.dr-w-klemann.de/htmldocs/neuigkeiten-publizierte-leitlinien-der-borreliose.htm

9. DBG, Deutsche Borreliose-Gesellschaft. http://www.borreliose-gesellschaft.de/Texte_und_Empfehlungen/Empfehlungen.pdf

10. MedRID-Foundation Dezember 2007, MEDICAL RESEARCH BY INDEPENDENT DOCTORS Stellungnahme der MedRID-Foundation in der Fachkontroverse betreffend Diagnostik und Therapie bei Erkrankung an Borreliose. http://www.medrid.ch/downloads/stlgnhmeerlaeutrggdez2007pdf.pdf

11. Swiss Society for Infectious Diseases. SSI-Guidelines: Evison J, Aebi C, Francioli P, Péter O, Bassetti S , Gervaix S, Zimmerli S, Weber R: Abklärung und Therapie der Lyme-Borreliose bei Erwachsenen und Kindern. Schweiz Aerztezeitung 2005; 86(41), 86(42) und 86(43) www.sginf/ssi-home/guidelines/lymepaper-2.pdf

12. Burrascano JJ, Advanced Topics in Lyme Disease. Diagnostic hints and treatment guidelines for Lyme and other Tick borne illnesses. 15th Edition (2005) URL: http://www.lymediseaseassociation.org/drbguide200509.pdf

69. Berghoff W. Liquordiagnostik bei Lyme-Neuroborreliose und chronischer Lyme-Borreliose mit Encephalopathie. www.praxis-berghoff.de/dokumente/Liquordiagnostik_bei_LNB.pdf

82. Medinfo.de - das Meta-Portal für Gesundheitsthemen. http://www.medinfo.de/medikamente-m-2593-stoff-Metronidazol.htm

83. Hydroxichloroquin URL: http://www.rheumanet.org/uploads/content/m3/k3/k31/doc/SCQ.pdf

84. Wikipedia. http://de.wikipedia.org/wiki/Artesunat

87. MIQ12 2000 Quality Standards of the Microbiological Diagnosis of Infectious Diseases. Wilske B., Zoller L., Brede H. et al. Lyme Borreliosis. http://nrz-borrelien.lmu.de/miq-lyme/index.html

Adresse, Nutzung, Haftung, Motivierung, Dank

Bernt-Dieter Huismans,
Am Haldenberg 24, 74564 Crailsheim, Deutschland, Telefon: +49 (0)7951 26 330, Email:
BHuismans@t-online.de
www.wwwarchiv.de/wwwarchiv/anfang/huis/seite01.htm

Nach dem Urteil vom 12. Mai 1998 - 312 O 85/98 - "Haftung für Links", Landgericht (LG) Hamburg ergeht folgende Erklärung: Die Autoren distanzieren sich vorsorglich ausdrücklich von allen Inhalten der verlinkten externen Internetseiten und machen sich diese Inhalte nicht zu Eigen. Diese Erklärung gilt für alle angebrachten Links.

Nutzungsbedingungen und Haftungsausschluss

Der Beitrag kann einen Besuch beim Arzt keinesfalls ersetzen. Der Beitrag repräsentiert ausschließlich das professionelle Wissen und die Meinung des Verfassers und nicht notwendigerweise die veröffentlichten Meinungen aus der ärztlichen Fachkompetenz. Der Beitrag wurde mit der größten Sorgfalt erstellt. Für die Genauigkeit oder Richtigkeit der mitgeteilten Informationen kann der Autor die Verantwortung dennoch nicht übernehmen. Unter keinen Umständen ist der Verfasser des Beitrags für irgendwelche Verluste und Schäden haftbar zu machen, die dem Nutzer dadurch entstehen können, dass er auf diese Information vertraut.

Der Autor steht in keinem finanziellen Abhängigkeitsverhältnis. Dieser Beitrag wurde ohne finanzielle Zuwendung erstellt. Interessenkonflikte bestehen nicht.

Mein Dank gilt allen denen ich begeistert zuhören durfte, im Rahmen dieser Arbeit besonders: [22-45, 86 und 88].